ECGs e ESTUDOS CARDÍACOS
Acesso Imediato

ECGs e ESTUDOS CARDÍACOS

Acesso Imediato

Dados Essenciais Baseados em Evidências para Achados Clínicos Comuns

ANIL M. PATEL, MD
Family Medicine Physician/Urgent Care Physician
Adjunct Assistant Professor
Touro University Nevada
College of Osteopathic Medicine
School of Medicine
Henderson, Nevada

Tradução
LUCIANA PAEZ ROCHA
Graduada em Medicina pela Faculdade de Medicina de Petrópolis
Pós-Graduada em Terapia Intensiva pelo Instituto de Pós-Graduação Médica do Rio de Janeiro
Pós-Graduada em Cardiologia pelo Instituto de Pós-Graduação Médica do Rio de Janeiro
Médica do Serviço de Cardiologia Intensiva do Hospital Barra D'or – Rio de Janeiro, RJ
Coordenadora do Serviço de Emergência do Hospital Joari – Rio de Janeiro, RJ
Coordenadora do Serviço de Cardiologia Clínica do Hospital Joari – Rio de Janeiro, RJ

REVINTER

Prefácio

Apesar do avanço de novas tecnologias, o ECG ainda é uma ferramenta importante na prática médica e educacional. Clínicos, residentes e estudantes ficam ansiosos durante a revisão dos traçados, uma vez que eles sabem o valor de um ECG e entendem a importância do teste na prática clínica diária.

Este livro foi escrito para auxiliar clínicos, internos, residentes, estudantes de medicina ou qualquer profissional da área de saúde que esteja sujeito a se deparar com ECGs na prática clínica. Mesmo com o grande número de recursos gráficos de consulta para ECG disponíveis hoje em dia, nós, continuamente, escutamos dos estudantes e residentes que ainda é necessário avançar nesta área e acreditamos que nenhum destes recursos são tão detalhados ou de fácil uso como o *ECGs e Estudos Cardíacos – Acesso Imediato*.

A obra inclui dados com base em evidências, que são essenciais na prática médica. Todas as informações deste manual foram adquiridas de referências respeitadas na literatura médica.

Este manual é o produto final de 2 anos e meio de trabalho árduo e foi revisado por alguns dos mais respeitados e reconhecidos médicos em cardiologia e medicina familiar. Acreditamos que você o achará útil na sua própria atividade educacional ou clínica.

Colaboradores

Carrie L. Selvaraj, MD, FACC
Assistant Professor of Medicine
Department of Medicine, Division of Cardiology
University of Texas Health Sciences Center
   and Audie L. Murphy Memorial Veterans Hospital
San Antonio, Texas

Phoebe Tobiano, MD
Family Medicine Physician
Little Rock, Arkansas

Sumário

1	BÁSICO	1
2	FREQUÊNCIA	11
3	RITMO	13
4	EIXO	15
5	HIPERTROFIA	25
6	ISQUEMIA, LESÃO E INFARTO	31
7	BLOQUEIOS DE CONDUÇÃO	35
8	ARRITMIAS	51
9	ELETRÓLITOS E EFEITOS DE DROGAS	85
10	OUTRAS CONDIÇÕES	91
11	TESTES CARDÍACOS	97
12	MARCA-PASSO CARDÍACO	119
13	CARDIOVERSOR-DESFIBRILADOR IMPLANTÁVEL	125
14	PROTOCOLOS DE SUPORTE AVANÇADO DE VIDA EM CARDIOLOGIA (ACLS)	127
15	RESUMO	137
	ÍNDICE REMISSIVO	145

ECGs e ESTUDOS CARDÍACOS

Acesso Imediato

1
Básico

A ANATOMIA DO SISTEMA CARDÍACO DE CONDUÇÃO.......2
B POTENCIAL DE AÇÃO CARDÍACO E TRAÇADO ECG.........3
C COLOCAÇÃO DOS ELETRODOS ECG......................4
D TRAÇADO ECG...7

A ANATOMIA DO SISTEMA CARDÍACO DE CONDUÇÃO

A via normal de condução cardíaca é:

Nodo sinoatrial (SA) → nodo atrioventricular (AV) → feixe de HIS → ramos direito e esquerdo → sistema Purkinje

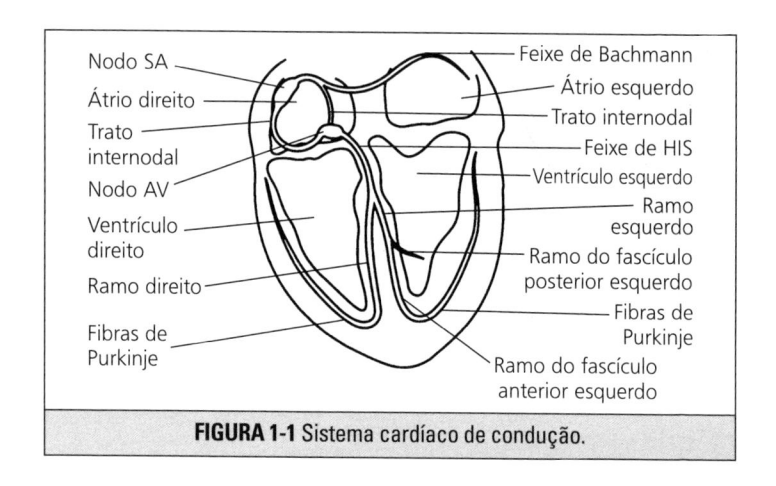

FIGURA 1-1 Sistema cardíaco de condução.

B POTENCIAL DE AÇÃO CARDÍACO E TRAÇADO ECG

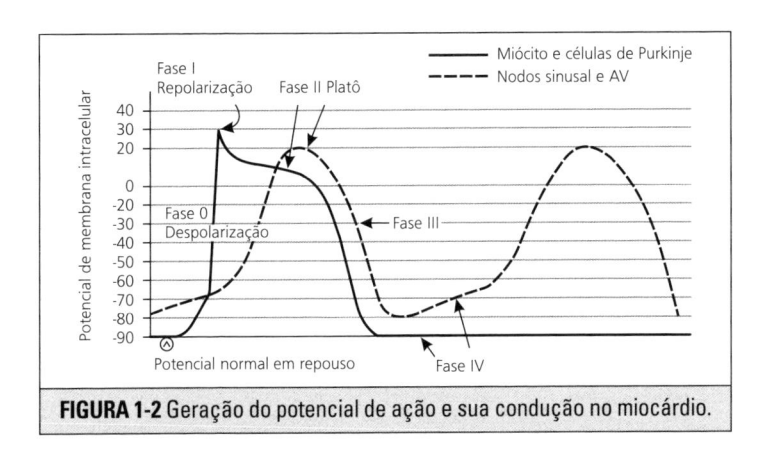

FIGURA 1-2 Geração do potencial de ação e sua condução no miocárdio.

Fase 0: Despolarização:
- Influxo de sódio aos miócitos e células de Purkinje.
- Influxo de cálcio aos nodos sinusal e AV.

Fase I: Repolarização inicial.

Fase II: Platô (influxo sustentado de cálcio).

Fase III: Restauração do potencial de membrana de repouso (efluxo de potássio).

Fase IV: Restauração do gradiente iônico pela bomba de Na/K nos miócitos e células de Purkinje.
Despolarização de células automáticas nos nodos sinusal e AV.

FIGURA 1-3 Potencial de ação cardíaco.

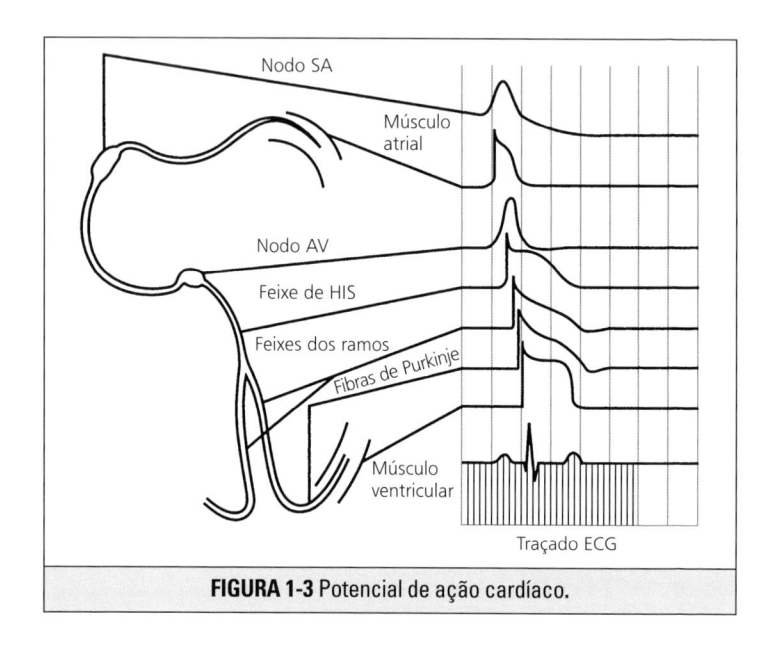

C COLOCAÇÃO DOS ELETRODOS ECG

Colocação dos eletrodos precordiais

V_1: À direita do esterno, 4º espaço intercostal.
V_2: À esquerda do esterno, 4º espaço intercostal.
V_3: Entre V_2 e V_4.
V_4: 5º espaço intercostal na linha hemiclavicular.
V_5: Entre V_4 e V_6.
V_6: 5º espaço intercostal na linha axilar média.

BÁSICO 5

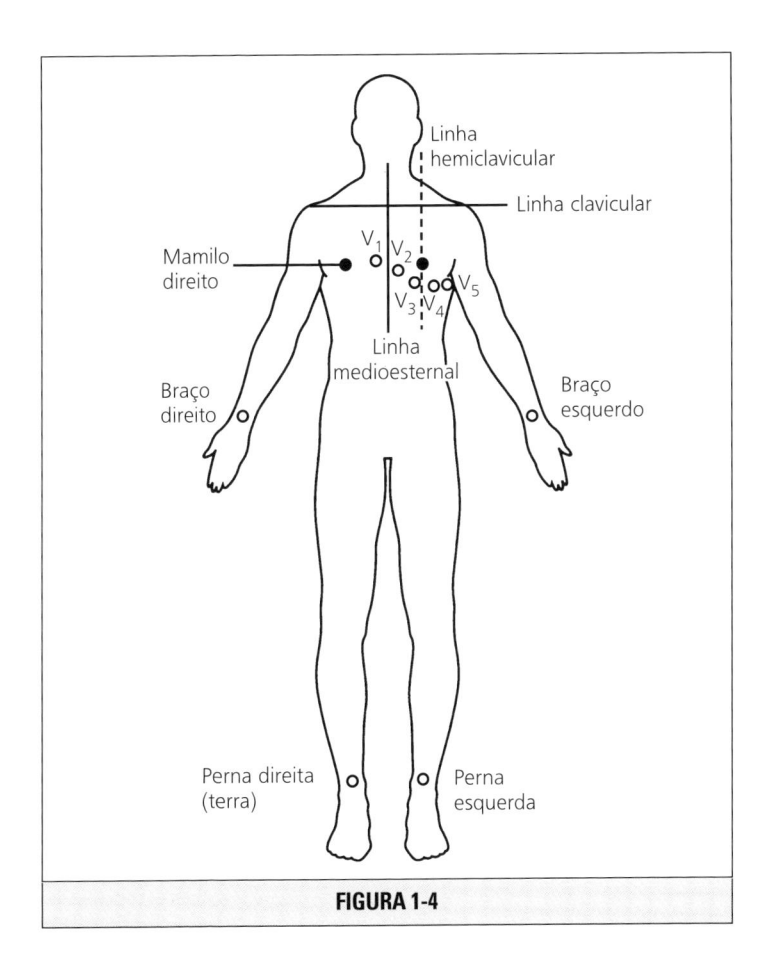

FIGURA 1-4

FIGURA 1-5

Linha axilar média

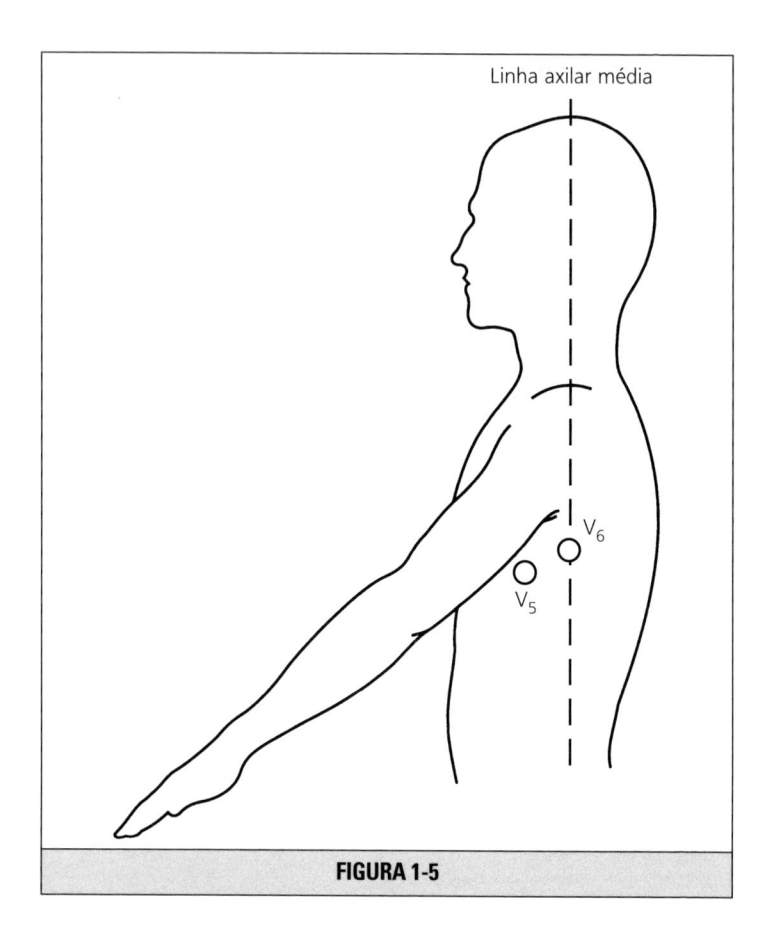

V₅
V₆

D TRAÇADO ECG

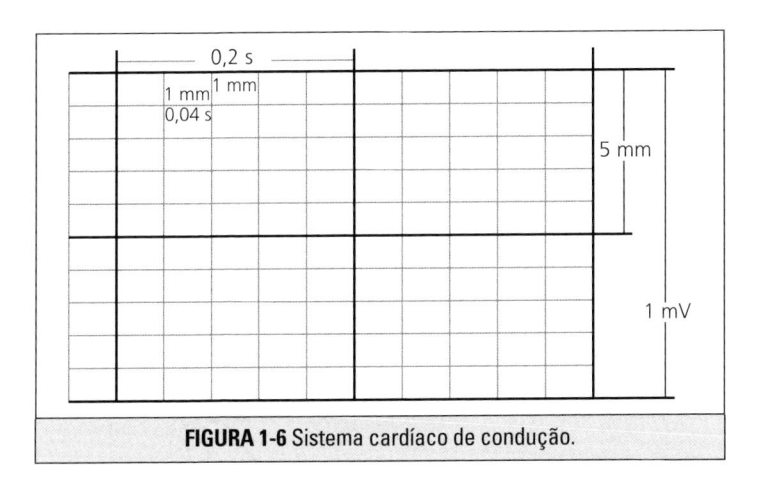

FIGURA 1-6 Sistema cardíaco de condução.

i. **Eixo vertical:**
   - 1 quadrado pequeno = 1 mm.
   - 1 quadrado grande = 5 mm.
   - 10 mm = 1 mV.
ii. **Eixo horizontal:**
   - 1 quadrado pequeno = 0,04 segundo.
   - 1 quadrado grande = 0,20 segundo.
   - 5 quadrados grandes = 1 segundo.
   - 30 quadrados grandes = 6 segundos.

FIGURA 1-7

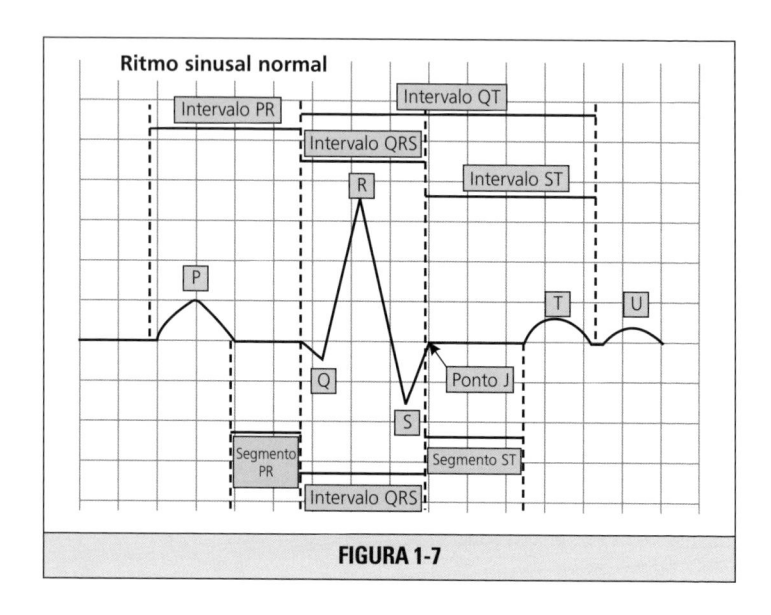

TABELA 1-1 ECG: Ondas e intervalos		
■ Onda P = despolarização do átrio		
■ QRS = despolarização do ventrículo		
■ Onda T = repolarização do ventrículo		
	Valores normais	
	Duração (eixo horizontal)	Altura (eixo vertical)
Onda P	< 0,12 s	< 2,5 mm
Intervalo P-R	0,12-0,20 s	
Intervalo QRS	0,08-0,10 s	
Intervalo QT	0,35-0,44 s	
Intervalo QTc = intervalo QT dividido pela raiz quadrada do intervalo RR		
Grupo etário	Intervalo QTc pela idade	
0-2 anos	0,37-0,53	
2-10 anos	0,39-0,42	
10-14 anos	0,40-0,42	
> 15 anos	0,35-0,44	

2
Frequência

A CÁLCULO DA FREQUÊNCIA 12

12 FREQUÊNCIA

A CÁLCULO DA FREQUÊNCIA

i. Frequência é definida como ciclos ou batimentos por minuto.
ii. A frequência normal para o nodo sinoatrial (SA) é 60 a 100 batimentos por minuto.
iii. Menos que 60/minuto = bradicardia sinusal.
iv. Maior que 100/minuto = taquicardia sinusal.

Existem 3 métodos amplamente utilizados para o cálculo da frequência

Conte o número de quadrados grandes entre as ondas R-R e divida 300 pelo número de quadrados (300/7 = 42).

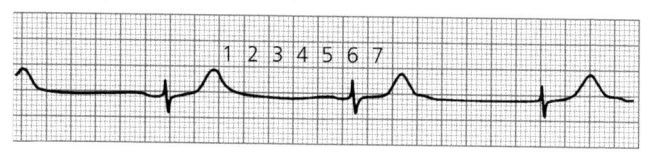

Conte o número de complexos QRS completos em 6 segundos (30 quadrados grandes) multiplicado por 10 (10 × 8 = 80).

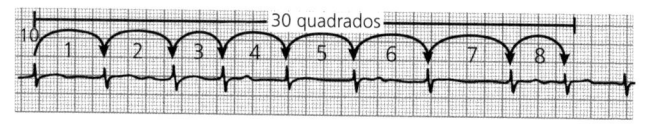

Por quadrados grandes: 300-150-100-75-60

(Pegue uma onda R que caia numa linha escura ou perto de uma linha escura. A próxima linha escura marca frequência de 300. A próxima é 150 seguida por 100, 75, e 60 e terminando por 50. [Veja o exemplo abaixo.])

Exemplo

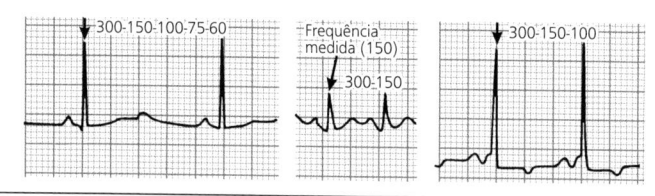

3
Ritmo

A DIRETRIZES DO RITMO..................................14

A DIRETRIZES DO RITMO

i. Verifique a presença de ondas P antes de cada QRS (conhecido por ritmo sinusal).
ii. Verifique a tira do ritmo por regularidade (regular, regularmente irregular e irregularmente irregular).
iii. Verifique o intervalo PR (para bloqueios atrioventriculares [AV]).
iv. Verifique o intervalo QRS (para bloqueio, alargamento).
v. Verifique o prolongamento de intervalo QT.

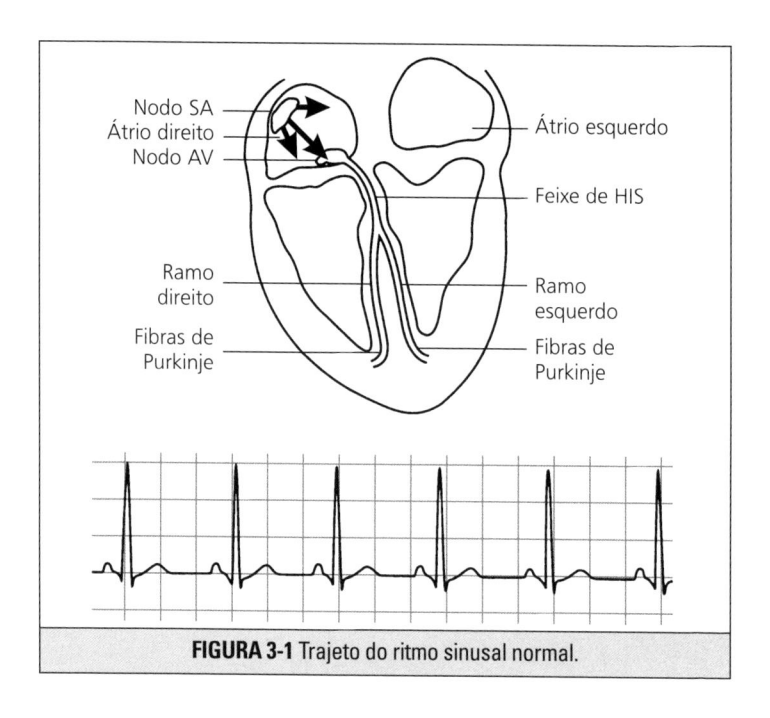

FIGURA 3-1 Trajeto do ritmo sinusal normal.

4
Eixo

A   EIXO E VETORES 16
B   EIXO NORMAL 20
C   DESVIO DO EIXO PARA ESQUERDA......................21
D   DESVIO DO EIXO PARA DIREITA 22

16 EIXO

A EIXO E VETORES

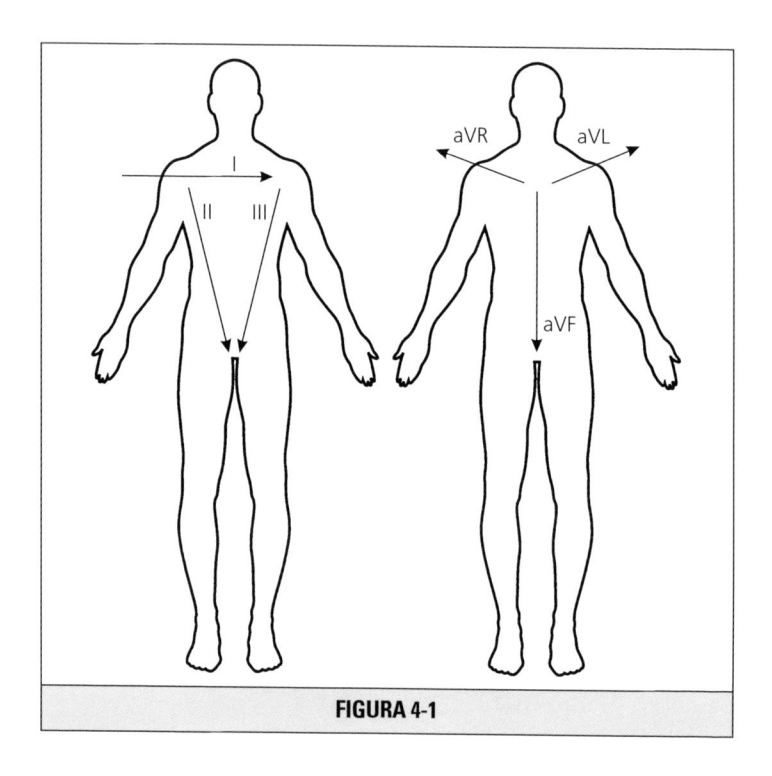

FIGURA 4-1

FIGURA 4-2

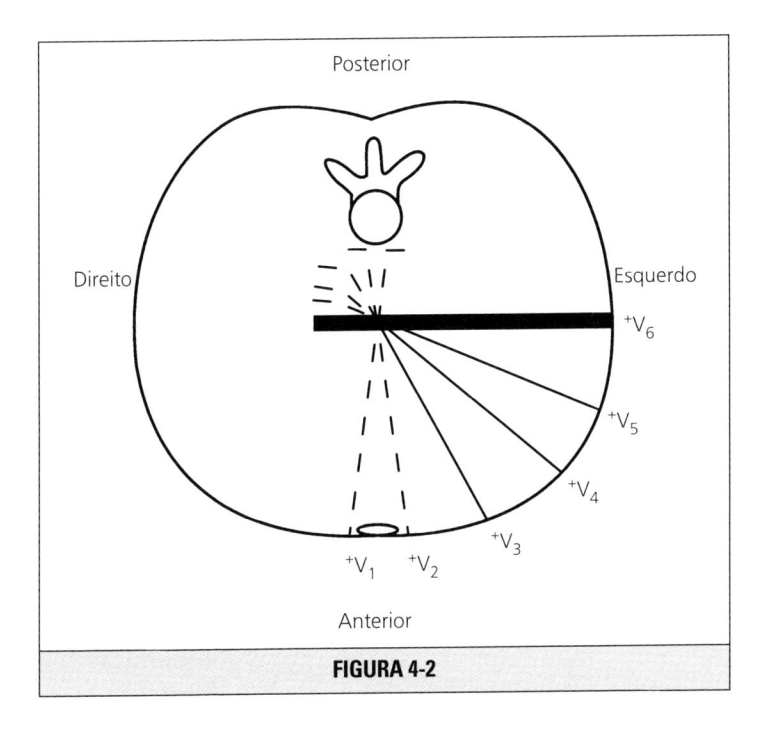

Direção do vetor de despolarização do complexo QRS

i. O ventrículo esquerdo é mais denso, portanto o vetor médio do QRS está voltado para baixo e para a esquerda. (A origem do vetor é o nodo AV com o ventrículo esquerdo estando abaixo e para a esquerda.)

ii. O vetor irá apontar para a hipertrofia (correspondendo às deflexões eletrocardiográficas [ECG] abaixo da linha de base) e para fora do infarto (correspondendo às deflexões ECG abaixo da linha de base.)

FIGURA 4-3

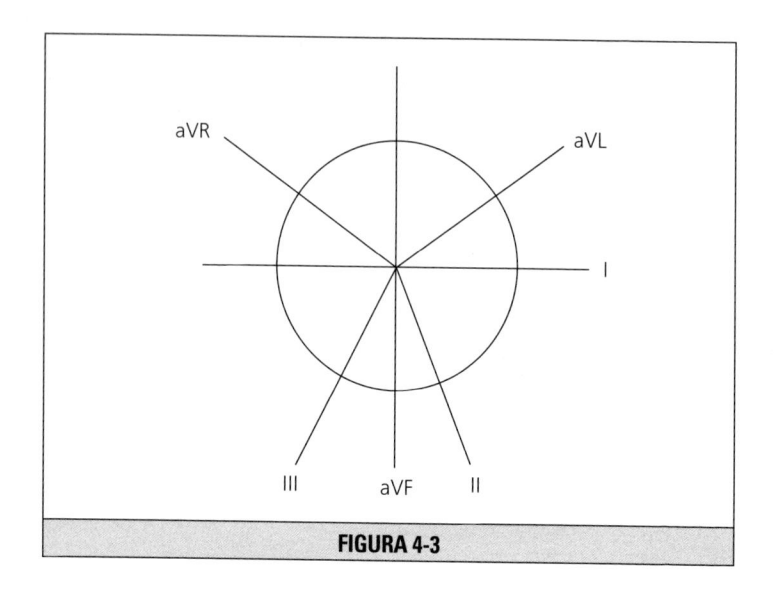

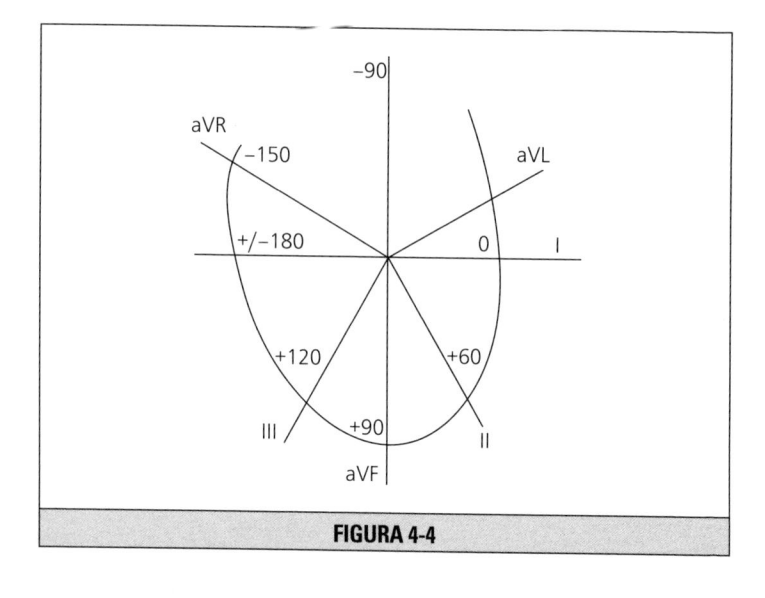

FIGURA 4-4

TABELA 4-1 Desvio de eixo

Eixo	Grau (ângulo)	Derivação I	Derivação aVF
Eixo normal	0 a +90	Positivo	Positivo
Desvio do eixo para esquerda	−30 a −90	Positivo	Negativo
Desvio do eixo para direita	+90 a +180	Negativo	Positivo
Indeterminado (desvio axial extremo)	−90 a −180	Negativo	Negativo
Etiologia			
Desvio do eixo para esquerda	HVE	Bloqueio do fascículo anterior esquerdo	IAM de parede inferior
Desvio do eixo para direita	HVD	Bloqueio do fascículo posterior esquerdo	IAM de parede lateral

B EIXO NORMAL

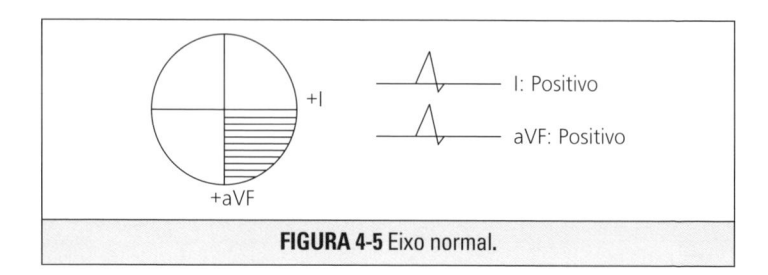

FIGURA 4-5 Eixo normal.

Exemplo:

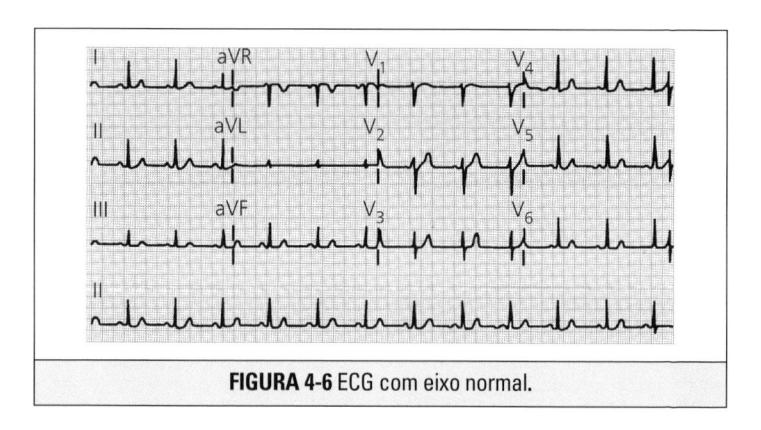

FIGURA 4-6 ECG com eixo normal.

EIXO 21

C DESVIO DO EIXO PARA ESQUERDA

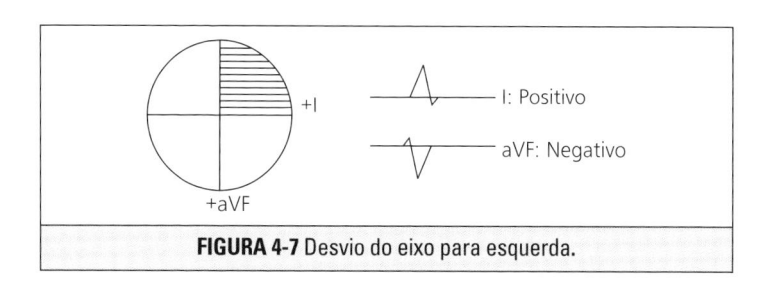

FIGURA 4-7 Desvio do eixo para esquerda.

I: Positivo
aVF: Negativo

Exemplo:

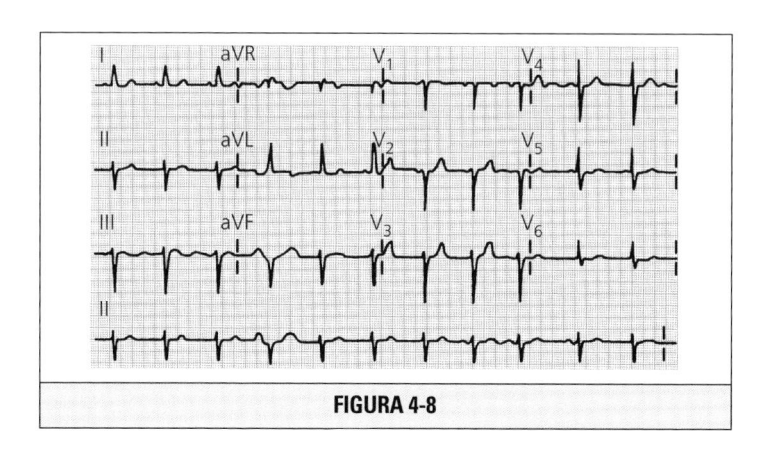

FIGURA 4-8

D DESVIO DO EIXO PARA DIREITA

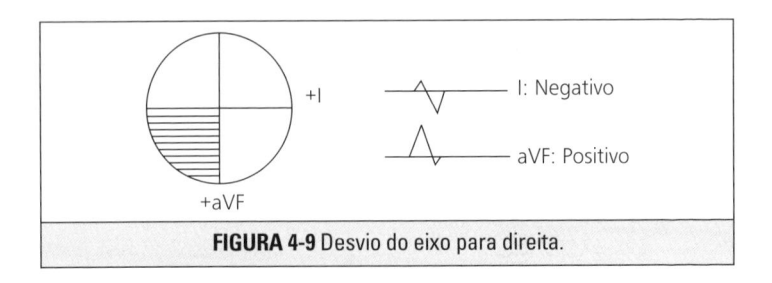

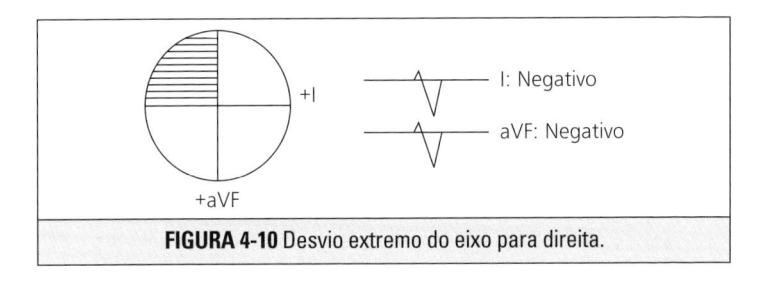

FIGURA 4-9 Desvio do eixo para direita.

I: Negativo
aVF: Positivo

FIGURA 4-10 Desvio extremo do eixo para direita.

I: Negativo
aVF: Negativo

EIXO 23

Exemplo:

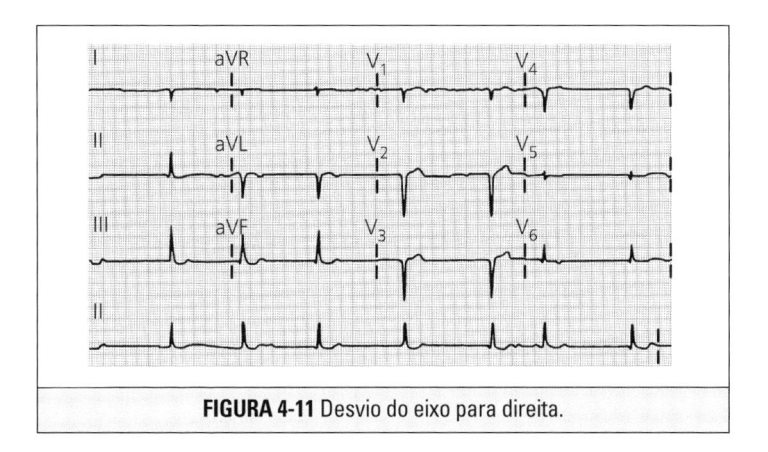

FIGURA 4-11 Desvio do eixo para direita.

5
Hipertrofia

A HIPERTROFIA ATRIAL.................................26
B HIPERTROFIA VENTRICULAR...........................29

A HIPERTROFIA ATRIAL

i. **Hipertrofia atrial direita:**
- Derivação II: onda P (> 3 mm de amplitude).
- Derivação V_1:   onda P positiva e bifásica.

Hipertrofia atrial direita (P *pulmonale*)

Derivação II
Onda apiculada
> 3 mm

Derivação V1

Positiva e bifásica
(apiculada e alargada)

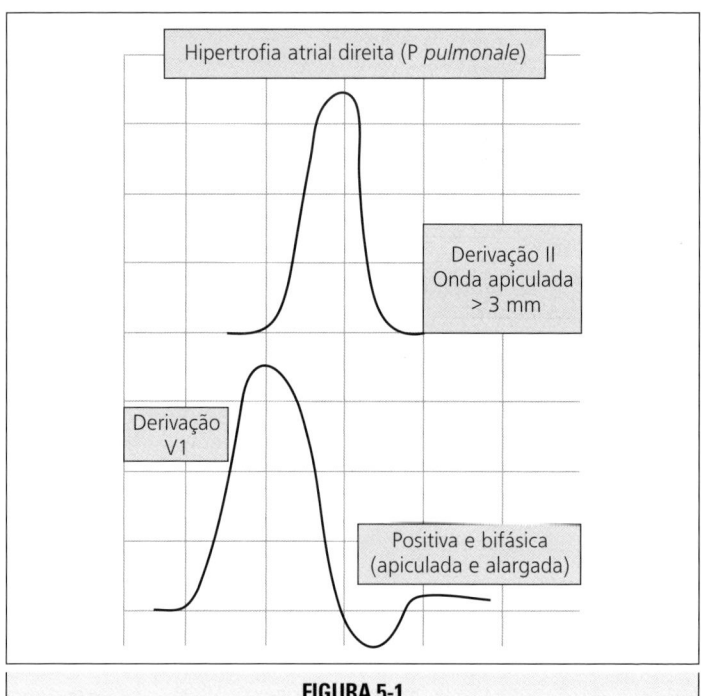

FIGURA 5-1

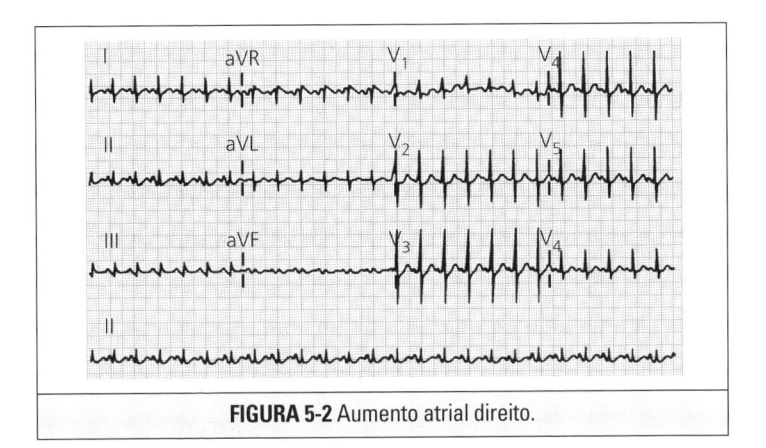

Exemplo:

FIGURA 5-2 Aumento atrial direito.

ii. **Hipertrofia atrial esquerda:**
- Derivação II: onda P alargada e entalhada (> 0,12 mm).
- Derivação V_1: onda P bifásica com fase negativa alargada.

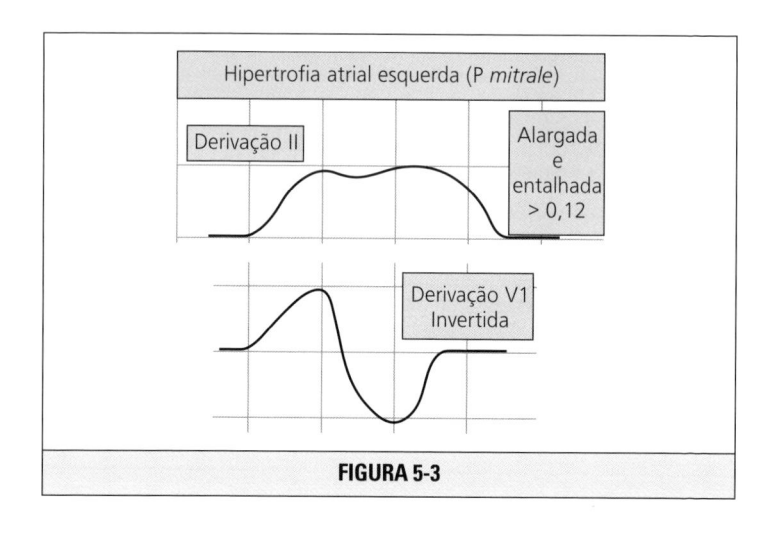

FIGURA 5-3

B HIPERTROFIA VENTRICULAR

i. **Hipertrofia ventricular direita:**
- Desvio do eixo para direita.
- Possibilidade de onda R predominante na derivação V_1 (no ECG normal, a onda S é dominante em V_1).
- Onda S profunda em V_6 (no ECG normal, o complexo QRS é predominantemente positivo em V_6).
- Ondas T invertidas em derivações V_2, V_3.
- Ondas P apiculadas podem também ocorrer devido a hipertrofia atrial direita.
- QRS < 0,12 segundo.

Exemplo:

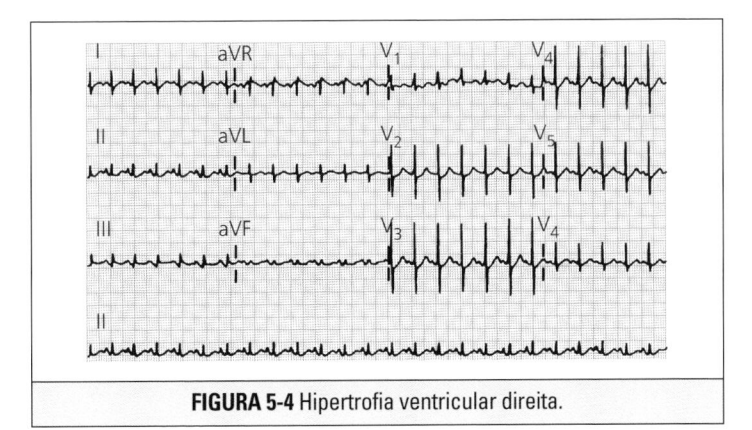

FIGURA 5-4 Hipertrofia ventricular direita.

ii. **Hipertrofia ventricular esquerda:**
- aVL: onda R > 12 mm
- V_1 ou V_2 e V_5 ou V_6: onda S em V_1 ou V_2 + onda R em V_5 ou V_6 → = 35 mm
- V_5 ou V_6: onda R > 27 mm

Exemplo:

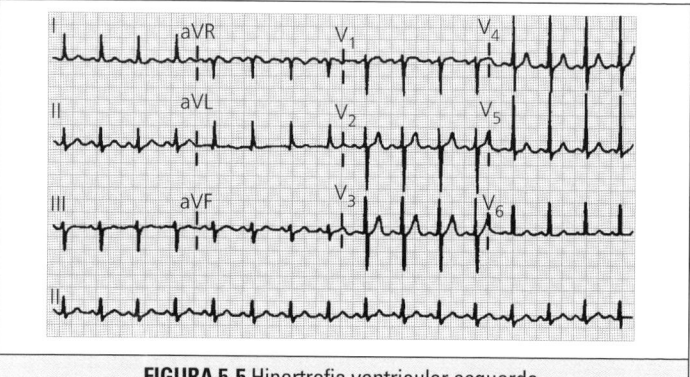

FIGURA 5-5 Hipertrofia ventricular esquerda.

6
Isquemia, Lesão e Infarto

A ISQUEMIA 33
B LESÃO..33
C INFARTO..34

ISQUEMIA, LESÃO E INFARTO

TABELA 6-1 Isquemia, lesão e infarto		
Isquemia	É uma redução relativa do suprimento sanguíneo	Inversão de onda T ou depressão do segmento ST (comumente vista em I, II, V_2-V_6)
Lesão aguda	Dano agudo ao miocárdio	Elevação do segmento ST com ou sem ondas Q
Infarto antigo	Miocárdio morto	Ondas Q sem elevação do segmento ST

TABELA 6-2 Derivações e suas localizações	
V_1-V_2	Parede anterosseptal
V_3-V_4	Parede anterior
V_5-V_6	Parede anterolateral
II, III e aVF	Parede inferior
I, aVL	Parede lateral
V_1-V_2 ou V_7-V_9	Parede posterior
V_4R	Parede do ventrículo direito

ISQUEMIA, LESÃO E INFARTO

A ISQUEMIA

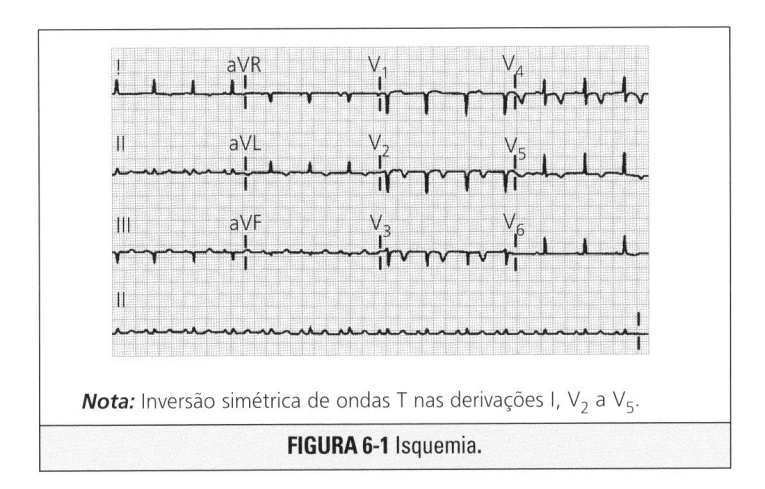

Nota: Inversão simétrica de ondas T nas derivações I, V_2 a V_5.

FIGURA 6-1 Isquemia.

B LESÃO

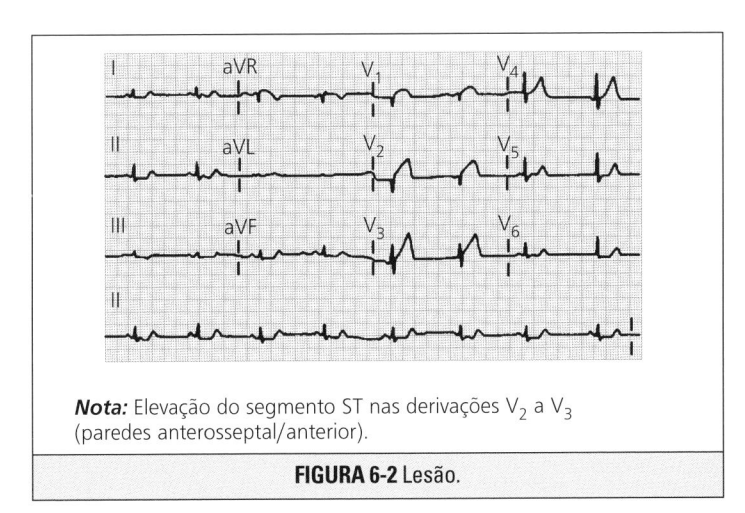

Nota: Elevação do segmento ST nas derivações V_2 a V_3 (paredes anterosseptal/anterior).

FIGURA 6-2 Lesão.

C INFARTO

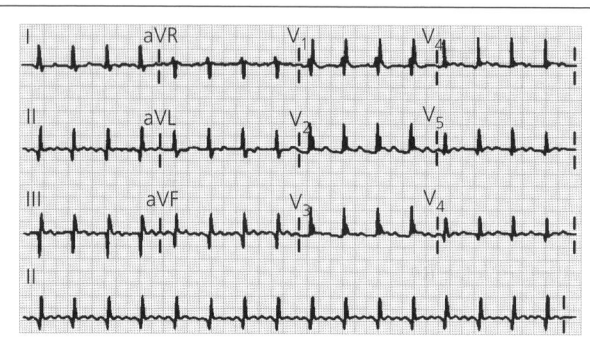

Nota: Ondas Q com elevação do segmento ST nas derivações II, III e aVF (parede inferior).

FIGURA 6-3 Infarto recente.

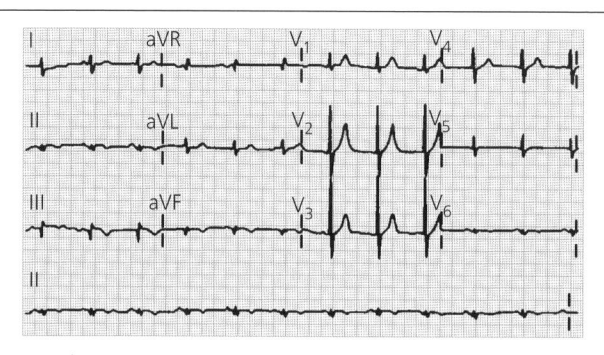

Nota: Onda R apiculada em V_1 com infarto de parede posterior estão frequentemente associados a infartos de parede inferior (ondas Q em II, III e aVF). Alterações de ECG em infarto agudo de parede posterior podem também apresentar ondas R apiculadas e depressão do segmento ST em V_1 a V_2.

FIGURA 6-4 Infarto de parede inferoposterior.

7
Bloqueios de Condução

A BLOQUEIOS DE RAMO 36
B BLOQUEIO AV DE PRIMEIRO GRAU 40
C BLOQUEIOS DE SEGUNDO GRAU 41
D BLOQUEIO AV DE TERCEIRO GRAU (BLOQUEIO CARDÍACO
  COMPLETO) 43
E BLOQUEIOS FASCICULARES 44
F PAUSA SINUSAL 48
G SÍNDROME DE WOLFF-PARKINSON-WHITE 49

A BLOQUEIOS DE RAMO

i. **Bloqueio completo de ramo direito:**
- Complexo QRS: ≥ 0,12 segundo.
- Onda S: alargada na derivação I, alargada e entalhada em V_5 e V_6.
- rsR': V_1 e V_2.
- Alterações secundárias de onda T e segmento ST em V_1 e V_2.

ii. **Bloqueio incompleto de ramo direito:**
- Complexo QRS: entre 0,09 a 0,12 segundo.
- Eixo: pode ou não existir desvio do eixo para a direita.

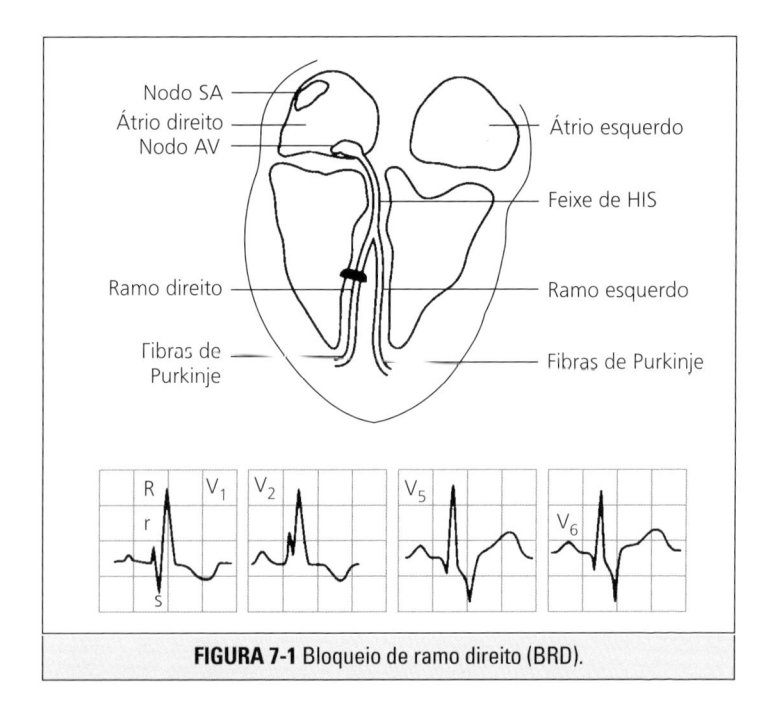

FIGURA 7-1 Bloqueio de ramo direito (BRD).

Exemplo: BRD.

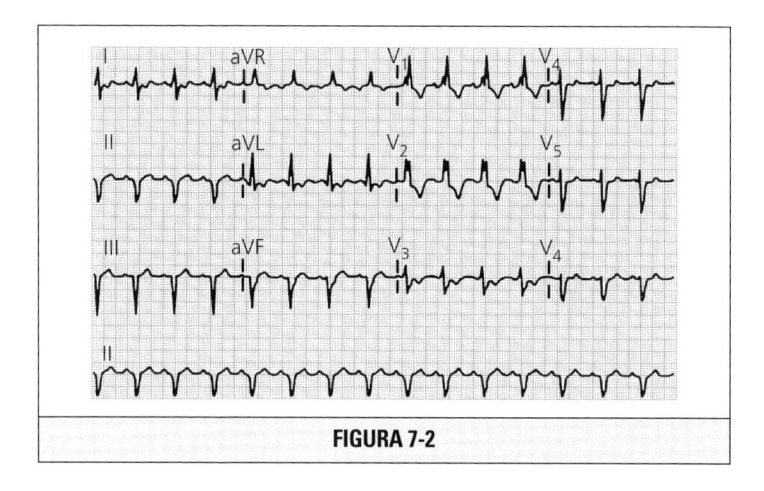

FIGURA 7-2

iii. **Bloqueio completo de ramo esquerdo:**
- Complexo QRS: ≥ 0,12 segundo.
- Onda R: alargada e entalhada em V_5 a V_6.
- Derivações I, V_5, V_6: depressão de ST e inversão de onda T e ausência de ondas Q.

iv. **Bloqueio incompleto de ramo esquerdo:**
- Complexo QRS: entre 0,09 e 0,12 segundo.
- Onda R: ondas R pontiagudas em V_5 e V_6.
- Ausência de ondas Q: I, aVL, V_5 e V_6.

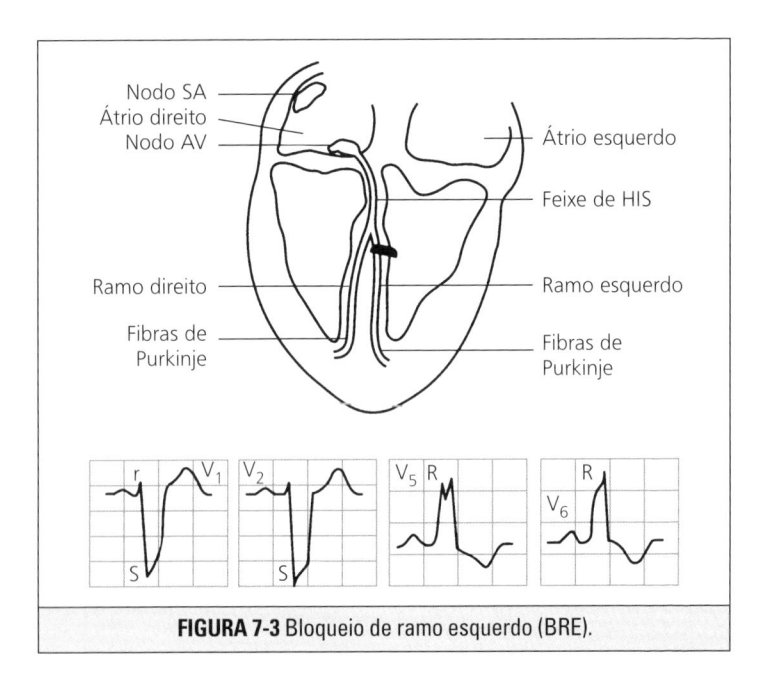

FIGURA 7-3 Bloqueio de ramo esquerdo (BRE).

Exemplo: BRE.

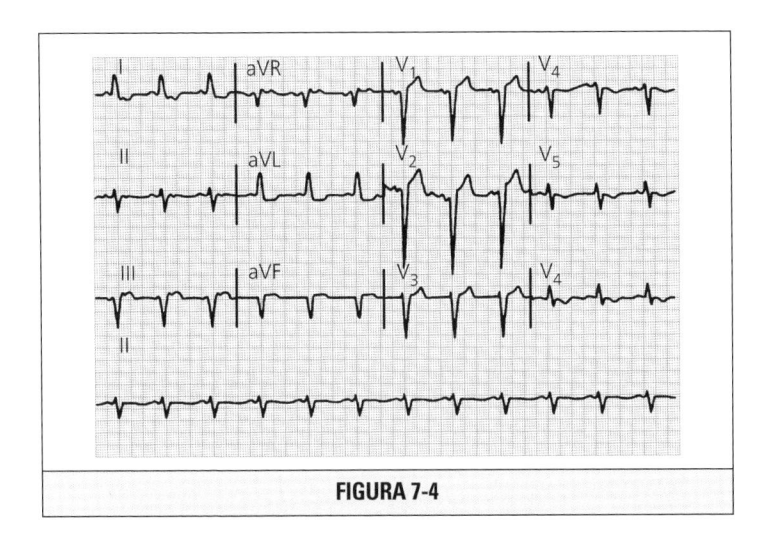

FIGURA 7-4

B BLOQUEIO AV DE PRIMEIRO GRAU

i. **Intervalo PR:** ≥ 0,20 segundo ou 200 ms.
ii. **Etiolog**ia:
- Medicações:
  - Betabloqueador.
  - Bloqueadores dos canais de cálcio.
  - Digital.
  - Quinidina.
- Tônus vagal excessivo.
- Doença intrínseca da junção AV.

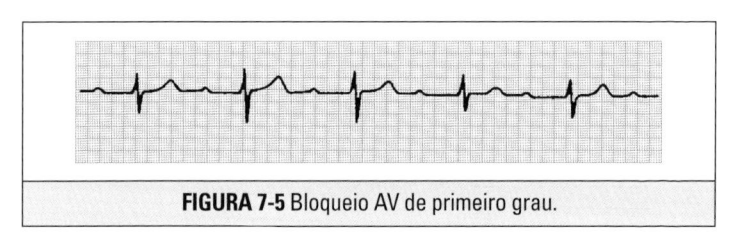

FIGURA 7-5 Bloqueio AV de primeiro grau.

- Onda P: onda P precedendo o complexo QRS.
- Intervalo PR: > 0,20 segundo.
- Complexo QRS: > 0,12 segundo.
- Ritmo: normal.

C BLOQUEIOS DE SEGUNDO GRAU

i. **Mobitz tipo I (Wenckebach):**
- Frequência: 60 a 100 batimentos/minuto.
- Ritmo atrial: regular.
- Ritmo ventricular: encurtamento progressivo do intervalo R-R até que exista uma pausa.
- Configuração da onda P: normal.
- Intervalo PR: prolonga-se a cada batimento até que uma onda P seja bloqueada.
- Complexo QRS: normal.
- Segmento ST: normal.
- Onda T: normal.
- Etiologia: infarto do miocárdio de parede inferior, digitálicos, betabloqueadores, bloqueadores dos canais de cálcio, febre reumática, miocardite e tônus vagal excessivo.

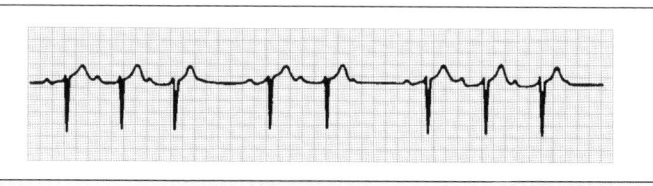

FIGURA 7-6 Bloqueio de segundo grau tipo I.

ii. **Mobitz tipo II (2:1, 3:1 bloqueio AV):**
- Frequência: frequência ventricular é variável.
- Ritmo atrial: regular (o intervalo P-P é constante).
- Ritmo ventricular: irregular.
- Onda P: condução 2:1, 3:1 ou 4:1 com o QRS.
- Intervalo PR: constante (intervalos PR são constantes até que exista uma onda P não conduzida).
- Etiologia: infarto do miocárdio anterior ou anterosseptal, cardiomiopatia, doença cardíaca reumática, doença arterial coronariana, betabloqueadores, bloqueadores dos canais de cálcio, digitálicos.

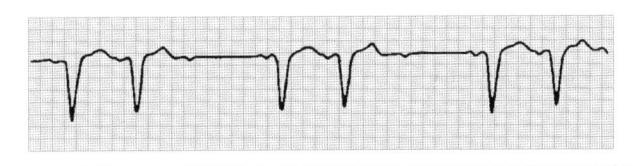

FIGURA 7-7 Bloqueio de segundo grau tipo 2.

D BLOQUEIO AV DE TERCEIRO GRAU (BLOQUEIO CARDÍACO COMPLETO)

i. Não existe relação entre a onda P e o complexo QRS, pois existe uma dissociação AV completa.
ii. A dissociação é devida ao fato de os átrios e ventrículos estarem sendo controlados por focos independentes.
- Ritmo atrial: regular.
- Configuração da onda P: normal.
- Intervalo PR: não existe relação entre a onda P e os complexos QRS.
- Complexos QRS: variáveis (dependem do ritmo intrínseco).
- Segmento ST: normal.
- Onda T: normal.
- Etiologia: infarto do miocárdio anterior e inferior, doença arterial coronariana, tônus vagal excessivo, miocardite, endocardite, digitálicos, betabloqueadores, bloqueadores dos canais de cálcio.

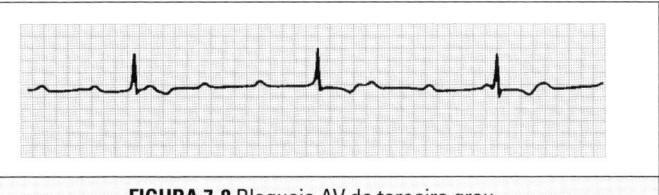

FIGURA 7-8 Bloqueio AV de terceiro grau.

E BLOQUEIOS FASCICULARES

Bloqueios fasciculares são bloqueios em parte do ramo esquerdo, tanto da divisão posterior quanto da anterior.

i. **Bloqueio fascicular anterior esquerdo** (o defeito de condução intraventricular mais comum):
- Desvio do eixo para esquerda (−30 a −90 graus).
- Complexos rS em II, III e aVF.
- Ondas Q pequenas em I e/ou aVL.
- O QRS será discretamente prolongado (0,1-0,12 segundo).

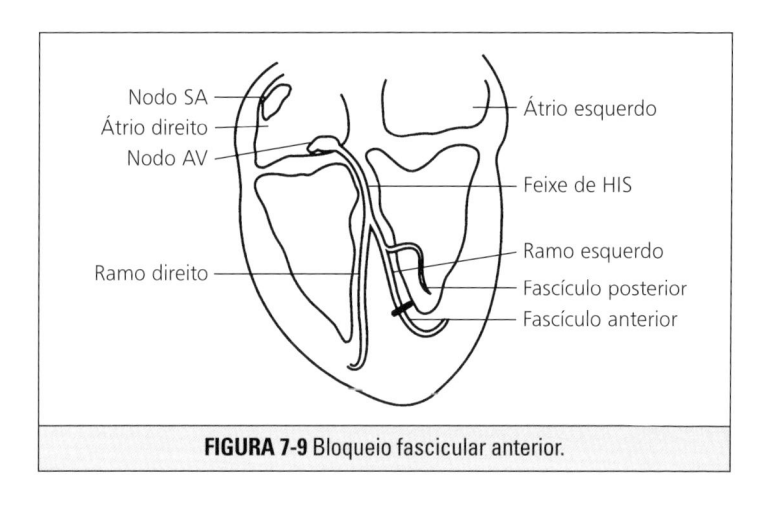

FIGURA 7-9 Bloqueio fascicular anterior.

BLOQUEIOS DE CONDUÇÃO 45

Exemplo:

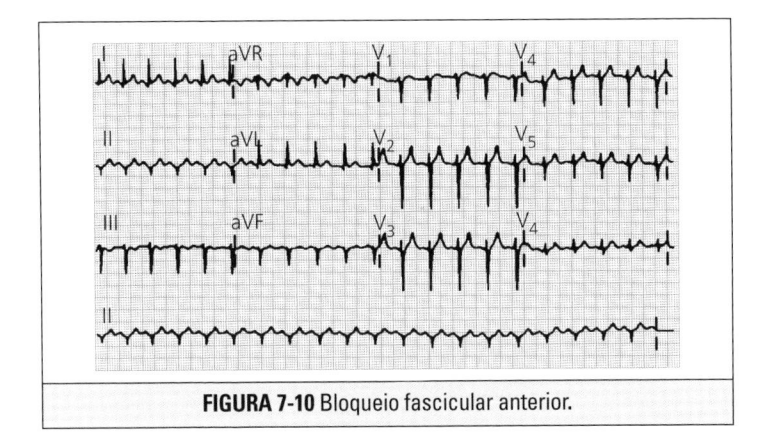

FIGURA 7-10 Bloqueio fascicular anterior.

ii. **Bloqueio fascicular posterior esquerdo** (menos comum):
- Desvio do eixo para direita (usualmente > + 100 graus).
- rS na derivação I.
- Q na derivação III (S1Q3).
- O QRS estará discretamente prolongado (0,1-0,12 segundo).

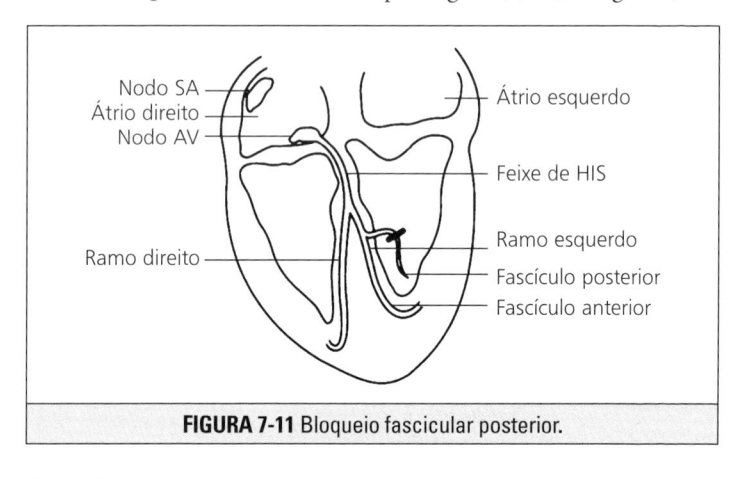

FIGURA 7-11 Bloqueio fascicular posterior.

Exemplo:

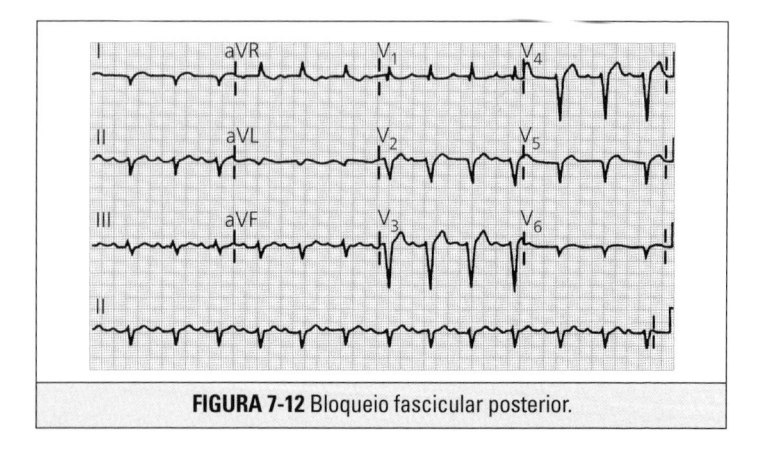

FIGURA 7-12 Bloqueio fascicular posterior.

iii. **Bloqueio bifascicular:**
- Representa o bloqueio de 2 dos 3 fascículos.
- O mais comum deles é o BRD associado a bloqueio fascicular anterior esquerdo (BFAE) ou bloqueio fascicular posterior esquerdo (BFPE).

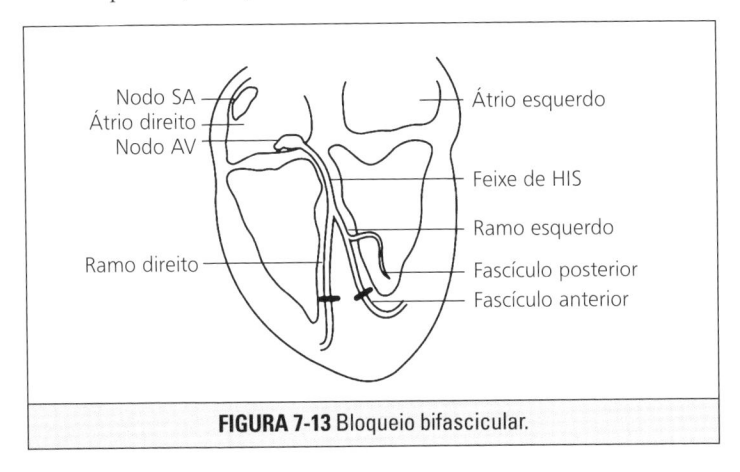

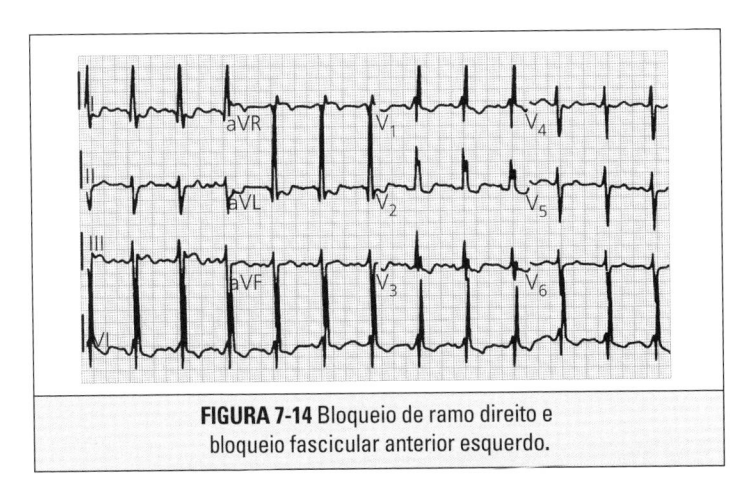

FIGURA 7-13 Bloqueio bifascicular.

Exemplo:

FIGURA 7-14 Bloqueio de ramo direito e bloqueio fascicular anterior esquerdo.

F PAUSA SINUSAL

 i. **Frequência:** variável.
 ii. **Ritmo:** sinusal.
 iii. **Onda P:** onda P que conduz ocorre atrasada com relação ao ritmo sinusal prévio (intervalo P-P é alterado).
 iv. **Intervalo PR:** 0,12 a 0,20 segundo.
 v. **Complexo QRS:** < 0,12.

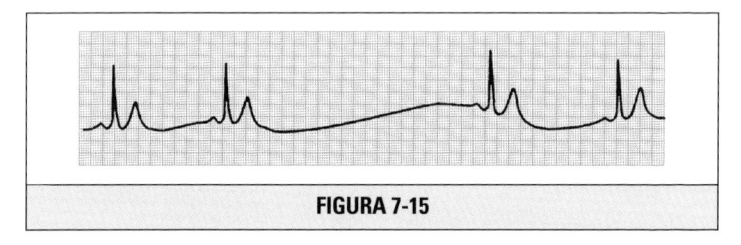

FIGURA 7-15

G SÍNDROME DE WOLFF-PARKINSON-WHITE

i. **Ritmo:** sinusal.
ii. **Onda P:** normal.
iii. **Intervalo P-R:** curto (< 0,12 segundo).
iv. **Complexo QRS:** entalhada (onda delta), prolongado com alterações do segmento ST e onda T.

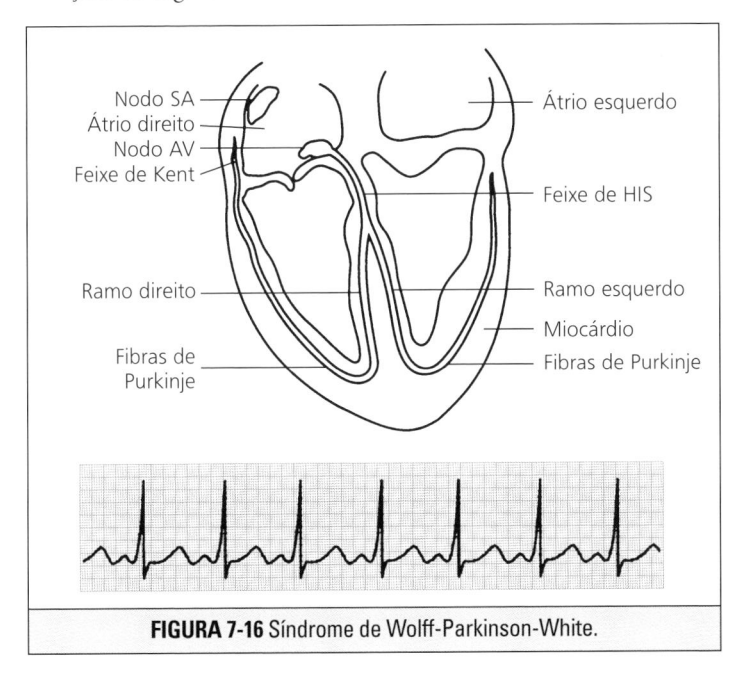

FIGURA 7-16 Síndrome de Wolff-Parkinson-White.

50 BLOQUEIOS DE CONDUÇÃO

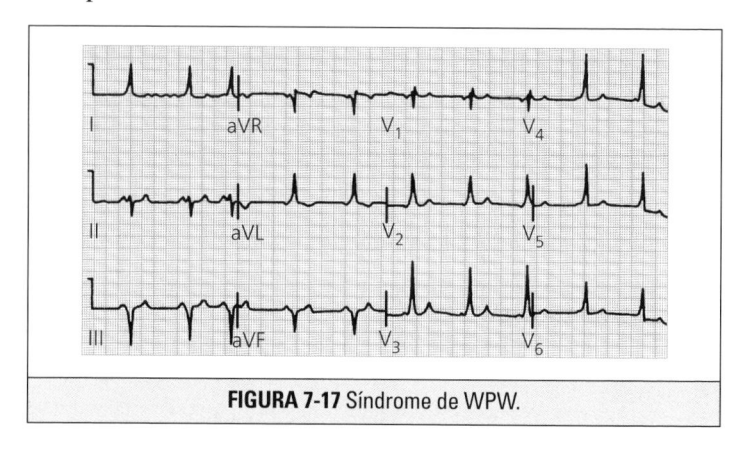

Exemplo:

FIGURA 7-17 Síndrome de WPW.

8
Arritmias

A ARRITMIA SUPRAVENTRICULAR 52
B RITMO VENTRICULAR 73
C RITMOS DE MARCA-PASSO 83
D MISCELÂNEA 84

A ARRITMIA SUPRAVENTRICULAR

i. **Taquicardia sinusal:**
- Frequência: > 100 batimentos/minuto.
- Ritmo: sinusal.
- Onda P: normal antecedendo cada complexo QRS.
- Intervalo PR: 0,12 a 0,20 segundo.
- Complexo QRS: < 0,12 segundo.

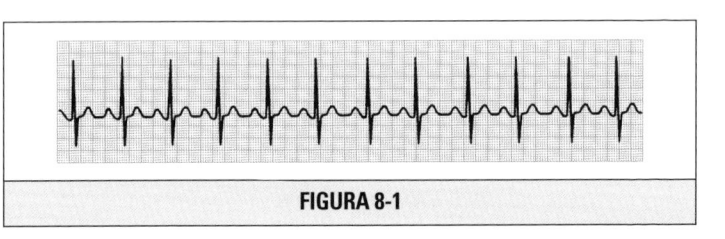

FIGURA 8-1

Exemplo:

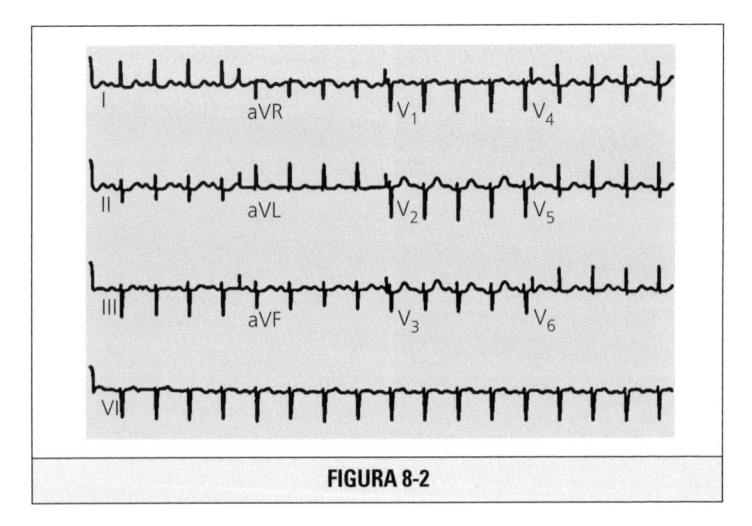

FIGURA 8-2

ii. **Bradicardia sinusal:**
- Frequência: < 60 batimentos/minuto.
- Ritmo: sinusal.
- Onda P: normal antecedendo cada complexo QRS.
- Intervalo PR: 0,12 a 0,20 segundo.
- Complexo QRS: < 0,12 segundo.

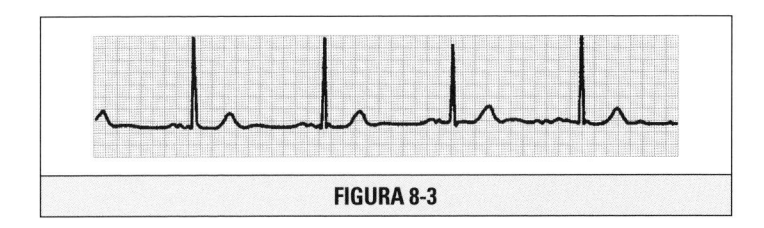

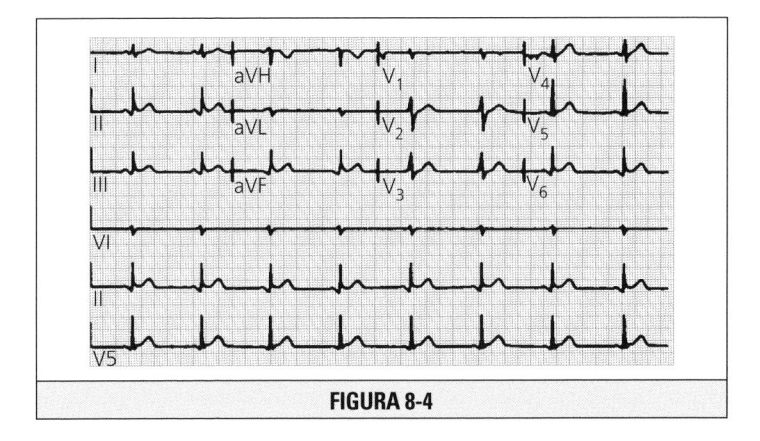

FIGURA 8-3

Exemplo:

FIGURA 8-4

iii. **Arritmia sinusal:**
- Frequência: 60 a 100 batimentos/minuto.
- Ritmo: irregular (10% de variação no intervalo P-P).
- Onda P: normal antecedendo o complexo QRS.
- Intervalo PR: 0,12 a 0,20 segundo.
- Complexo QRS: < 0,12 segundo.

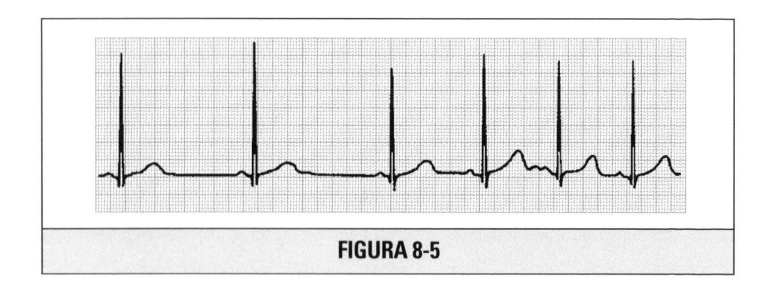

FIGURA 8-5

iv. **Bigeminismo atrial:** cada batimento sinusal é seguido por um batimento atrial prematuro.
- Frequência: N/A.
- Ritmo: irregular.
- Onda P: prematura ou anormal ou oculta.
- Intervalo PR: < 0,20 segundo.
- Complexo QRS: < 0,12 segundo.
- Note os batimentos prematuros abaixo.

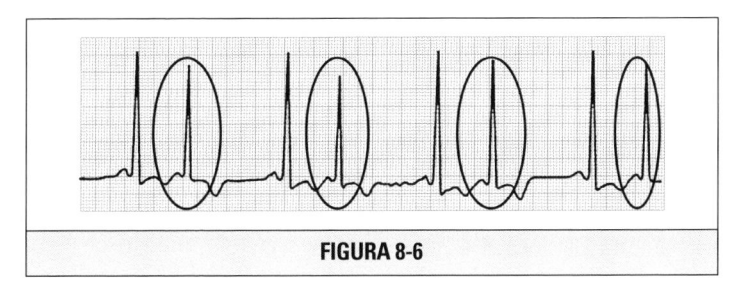

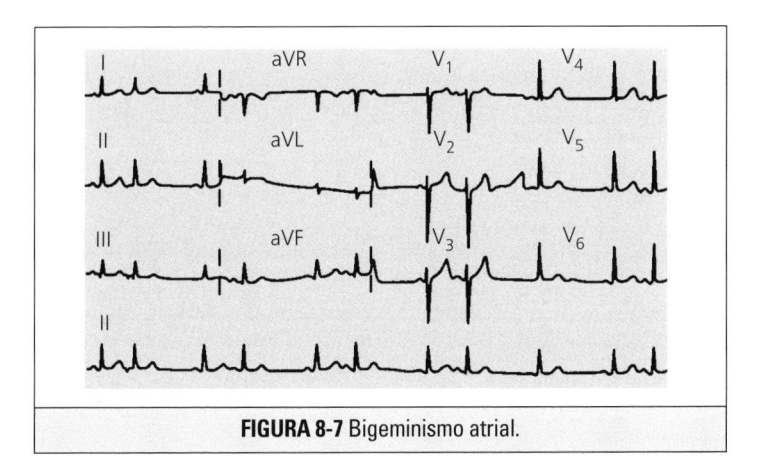

FIGURA 8-6

Exemplo:

FIGURA 8-7 Bigeminismo atrial.

v. **Contração atrial prematura (CAP):**
- Frequência: N/A.
- Ritmo: irregular.
- Onda P: ectópica.
- Intervalo PR: pode ser normal ou > 0,20 segundo.
- Complexo QRS: < 0,12 segundo.
- Complexo ventricular normal.

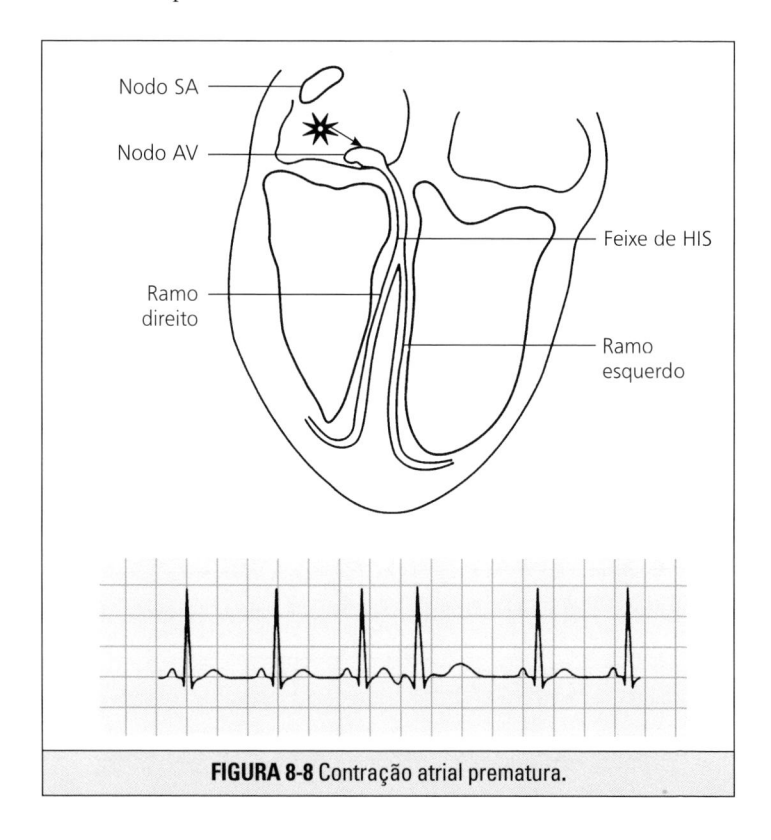

FIGURA 8-8 Contração atrial prematura.

ARRITMIAS

vi. **Batimento ou complexo juncional prematuro:**
- Frequência: 60 a 100 batimentos/minuto.
- Ritmo: irregular.
- Onda P: pode ocorrer antes, durante ou após o complexo QRS.
- Intervalo PR: < 0,12 segundo.
- Complexo QRS: < 0,12 segundo.
- Trata-se de um foco ectópico na junção AV.

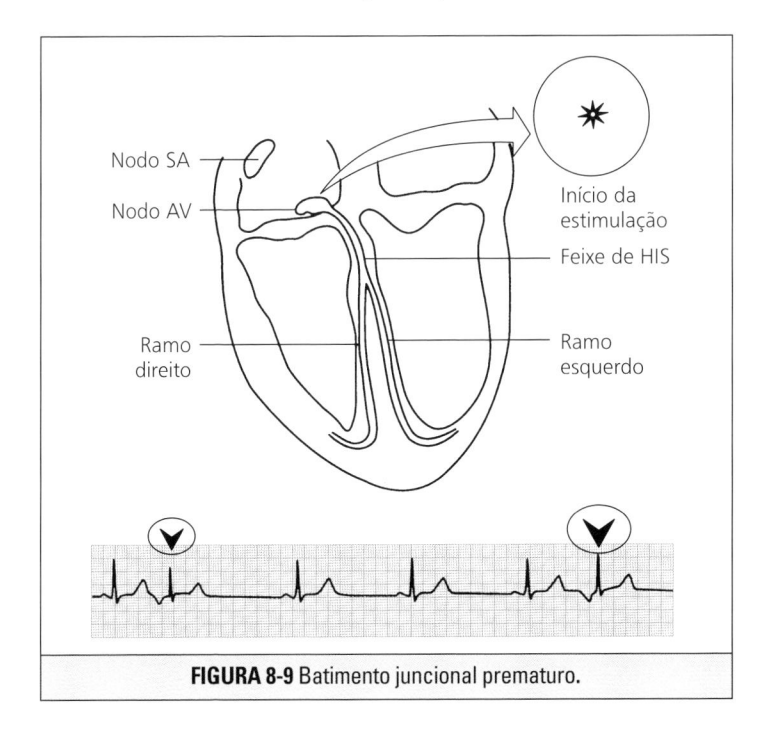

FIGURA 8-9 Batimento juncional prematuro.

vii. **Batimento de escape atrial:**
Onda P e complexos QRS do ritmo sinusal normal que são seguidos por P-QRS no qual a onda P aparece atrasada e discretamente diferente em morfologia da onda P sinusal.

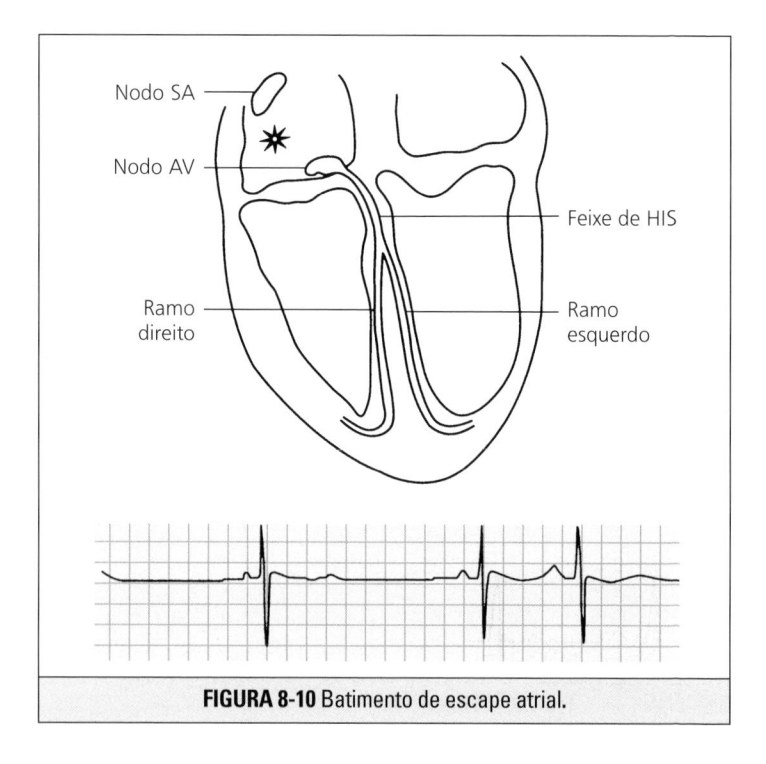

FIGURA 8-10 Batimento de escape atrial.

viii. **Batimento de escape juncional:**
- Um batimento de escape que ocorre após uma pausa no ritmo sinusal normal.
- *Pacing* atrial usualmente reassume após batimento juncional.
- Onda P desaparece antes do batimento juncional.

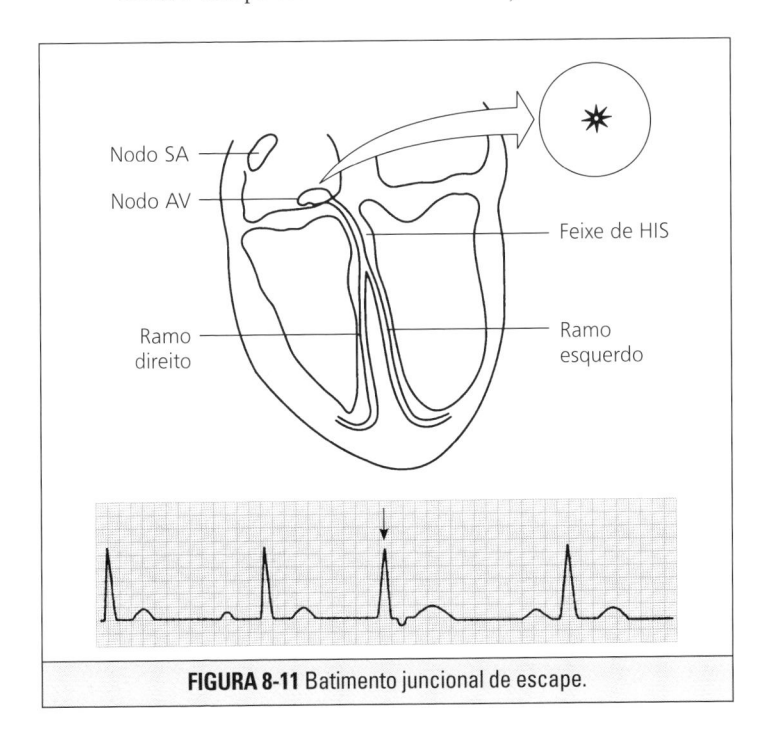

FIGURA 8-11 Batimento juncional de escape.

ix. **Taquicardia supraventricular (TSV):**
- Ritmo regular.
- Frequência 140 a 220 batimentos/minuto.
- Onda P anormal (identificada com dificuldade).
- Alterações inespecíficas de ST e T.
- Complexo QRS pode ser estreito ou alargado, dependendo da origem da condução aberrante.

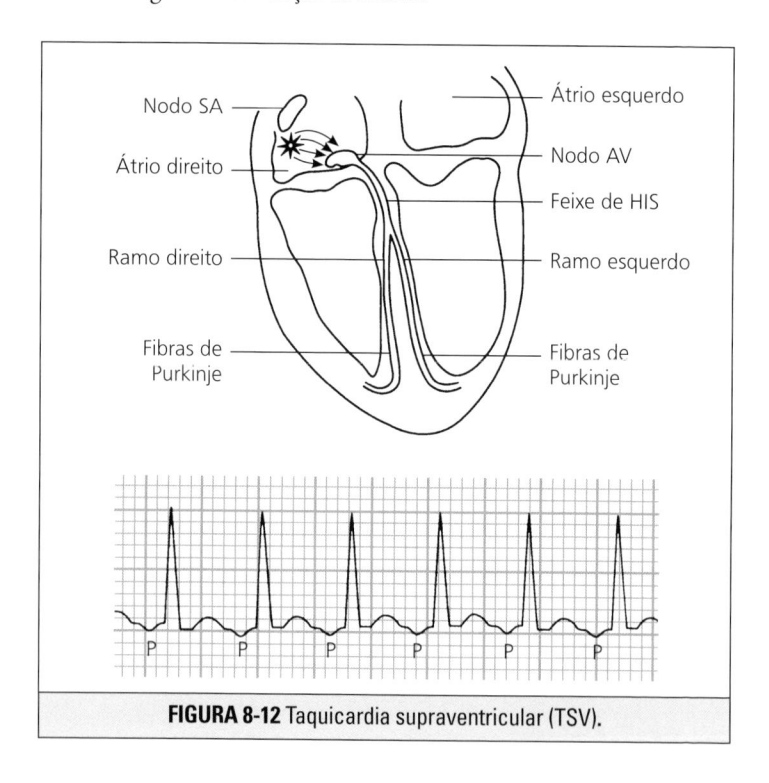

FIGURA 8-12 Taquicardia supraventricular (TSV).

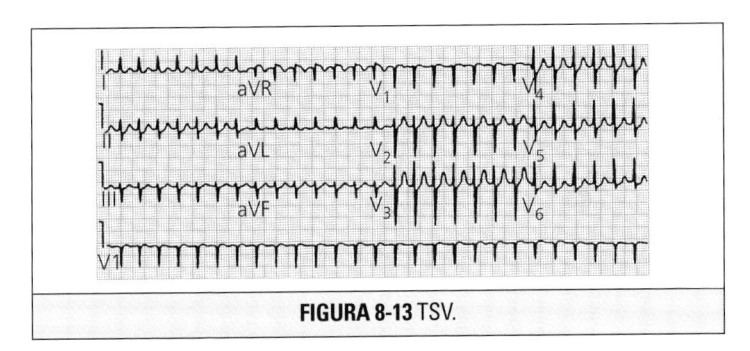

Exemplo:

FIGURA 8-13 TSV.

FIGURA 8-14 Taquicardia atrial paroxística (TAP) ou taquicardia paroxística supraventricular (TPSV).

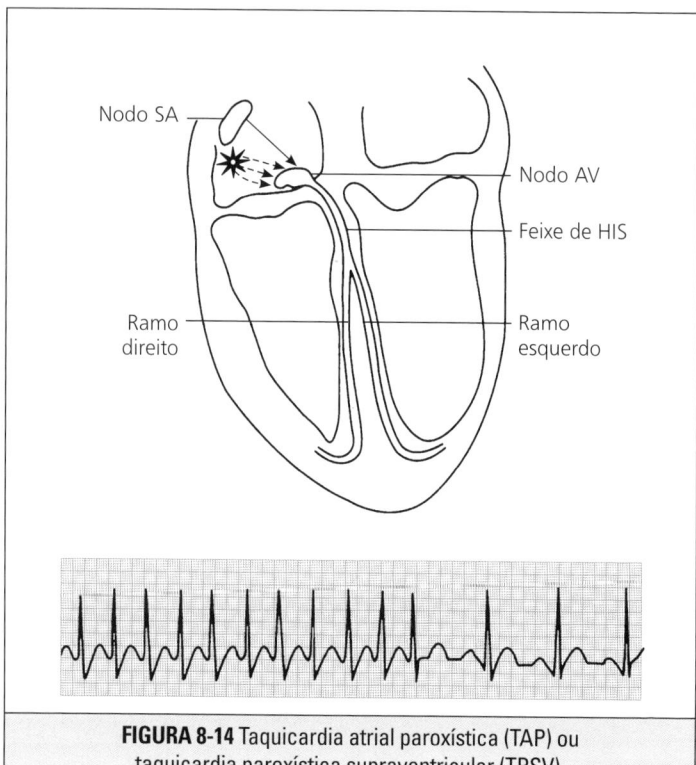

Exemplo:

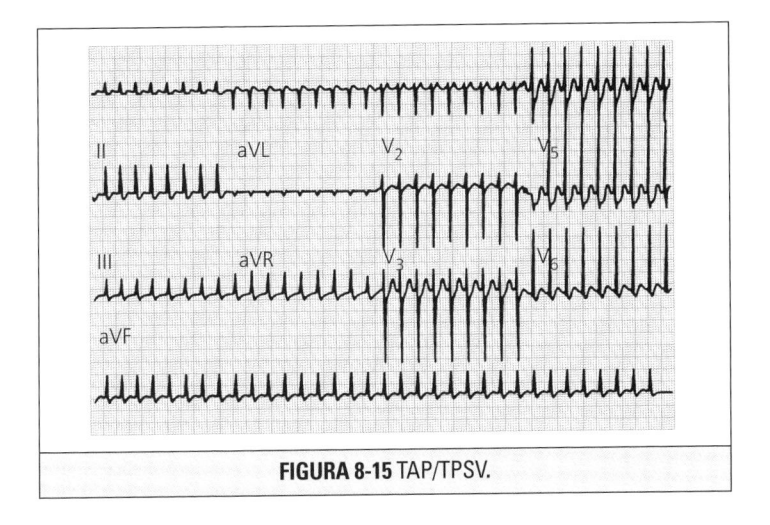

FIGURA 8-15 TAP/TPSV.

  i. Frequência excede 100 batimentos/minuto.
 ii. Ondas P negativas podem ser vistas.

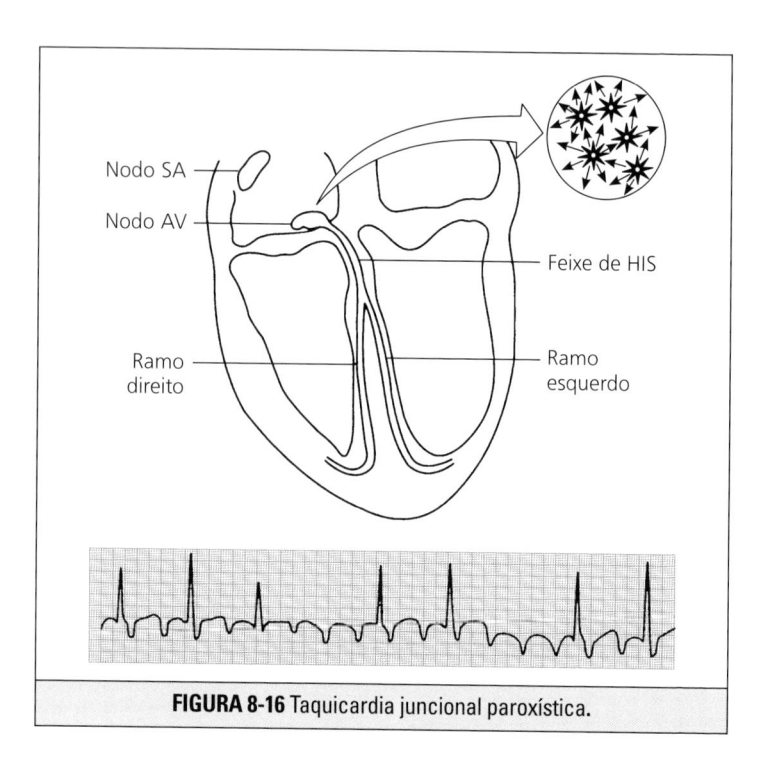

FIGURA 8-16 Taquicardia juncional paroxística.

x. **Taquicardia atrial multifocal (TAM):**
- Frequência: > 100 batimentos/minuto (se < 100 batimentos/minuto → é chamado de ritmo atrial multifocal).
- Onda P: pelo menos 3 formatos diferentes da onda P em uma derivação.
- Ritmo: irregularmente irregular com intervalos PR e R-R variáveis.
- Etiologia: DPOC ou outras doenças pulmonares de base.

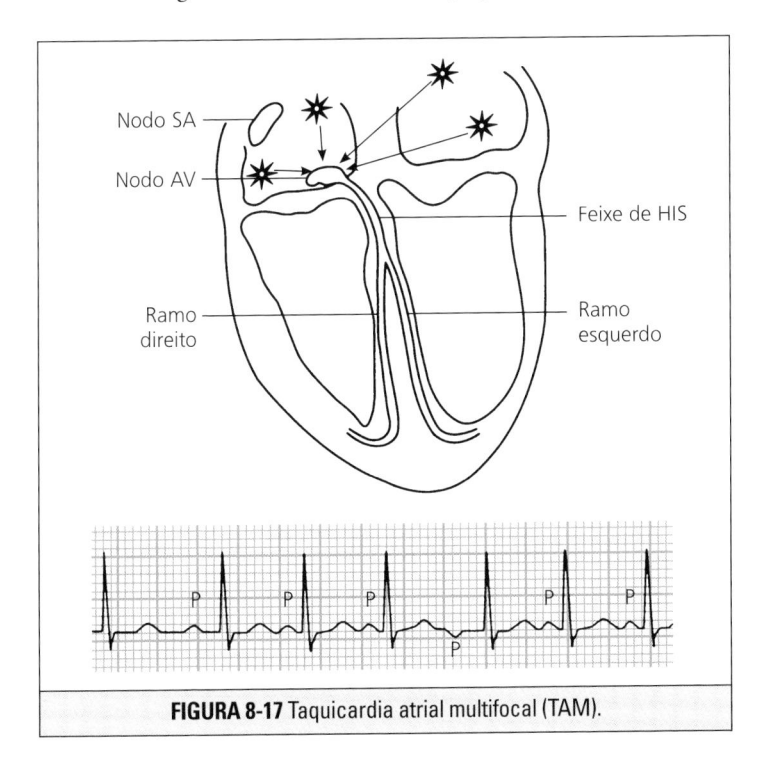

FIGURA 8-17 Taquicardia atrial multifocal (TAM).

Exemplo:

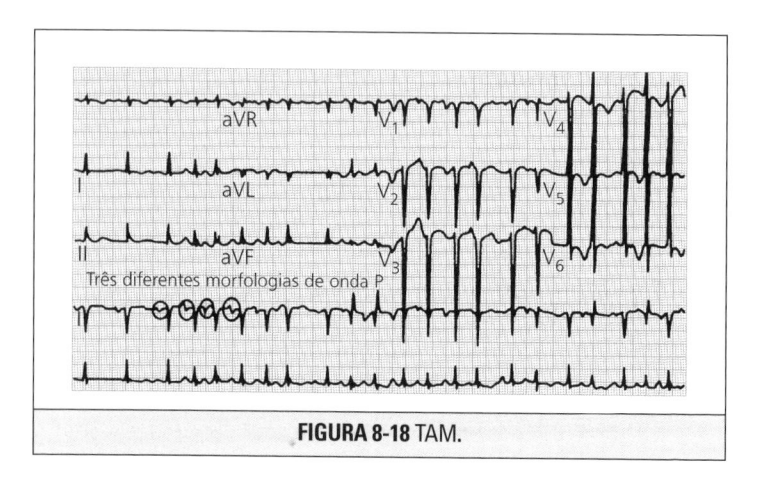

FIGURA 8-18 TAM.

xi. **Ritmo juncional:**
- Frequência: 40 a 60 batimentos/minuto.
- Ritmo: regular.
- Onda P: invertida ou ausente, ou após complexos QRS, ou < 0,10 segundo.
- Intervalo PR: < 0,12 segundo.
- Complexo QRS: < 0,12 segundo.
- Etiologia: infarto do miocárdio de parede inferior, hipóxia, distúrbios eletrolíticos, ICC, cardiomiopatia.

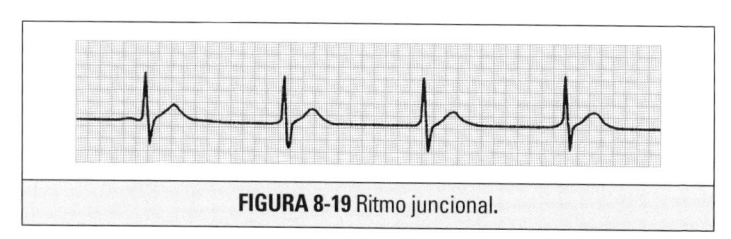

FIGURA 8-19 Ritmo juncional.

xii. **Ritmo juncional acelerado:**
- Frequência: 60 a 100 batimentos/minuto.
- Ritmo: regular.
- Onda P: invertida ou ausente ou após os complexos QRS ou < 0,10 segundo.
- Intervalo PR: < 0,12 segundo.
- Complexo QRS: < 0,12 segundo.

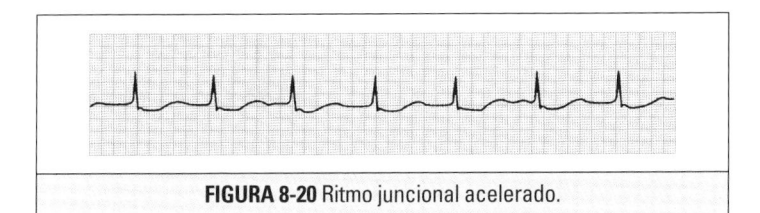

FIGURA 8-20 Ritmo juncional acelerado.

xiii. **Fibrilação atrial:**
- Frequência: > 350 batimentos/minuto.
- Ritmo: irregularmente irregular.
- Onda P: ausentes/ondas fibrilatórias.
- Intervalo PR: N/A.
- Complexo QRS: < 0,12 segundo.

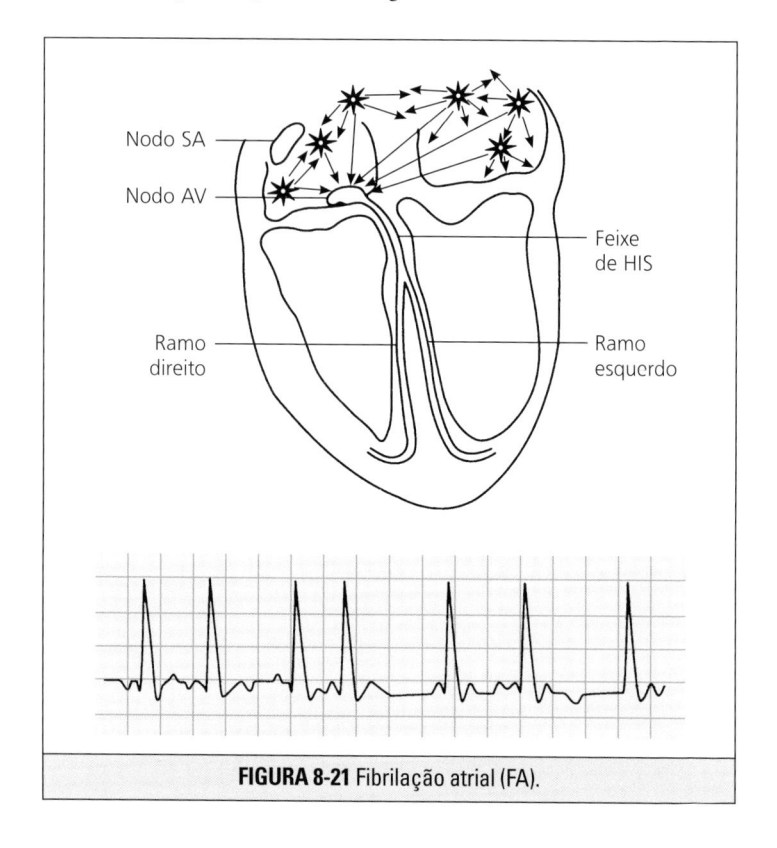

FIGURA 8-21 Fibrilação atrial (FA).

FIGURA 8-22 FA.

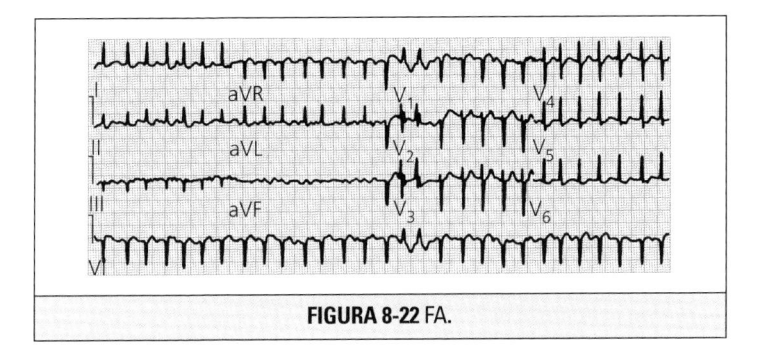

xiv. *Flutter* **atrial:**
- Frequência: 200 a 350 batimentos/minuto (se a frequência for 150 batimentos/minuto, deverá ser *flutter* com bloqueio 2:1).
- Ritmo: regular, padrão denteado (mais bem visto em II, III, aVF).
- Onda P: ausentes/padrão denteado.
- Intervalo PR: N/A.
- Complexo QRS: < 0,12 segundo (razão de condução onda P-QRS deve ser 2:1, 3:1 etc.).

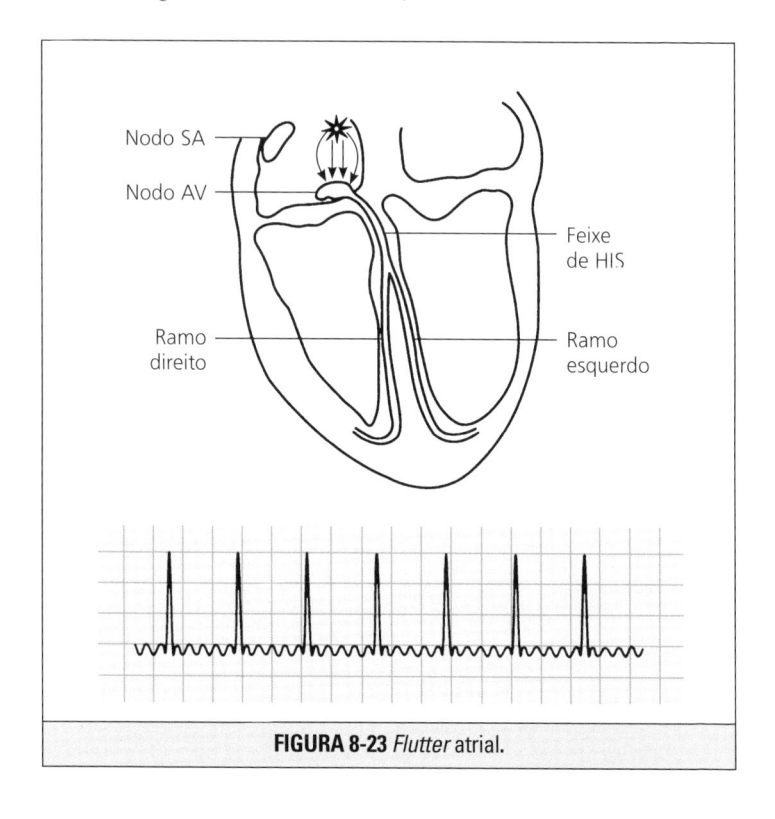

FIGURA 8-23 *Flutter* atrial.

Exemplo:

FIGURA 8-24 *Flutter* atrial.

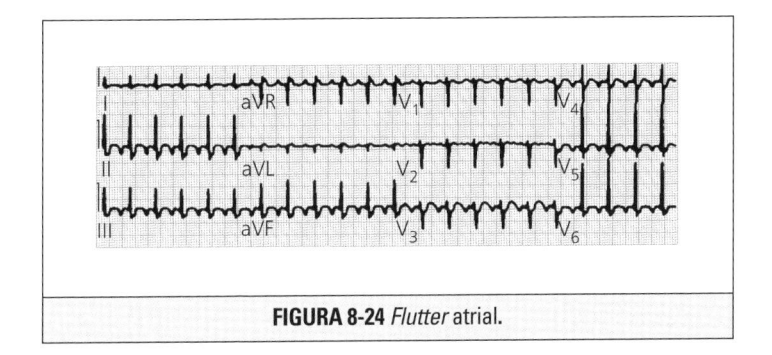

xv. **Marca-passo atrial migratório:**
- Frequência: < 100 batimentos/minuto.
- Ritmo: irregular.
- Onda P: ≥ 3 morfologias.
- Intervalo PR: variável.
- Complexo QRS: < 0,12 segundo.

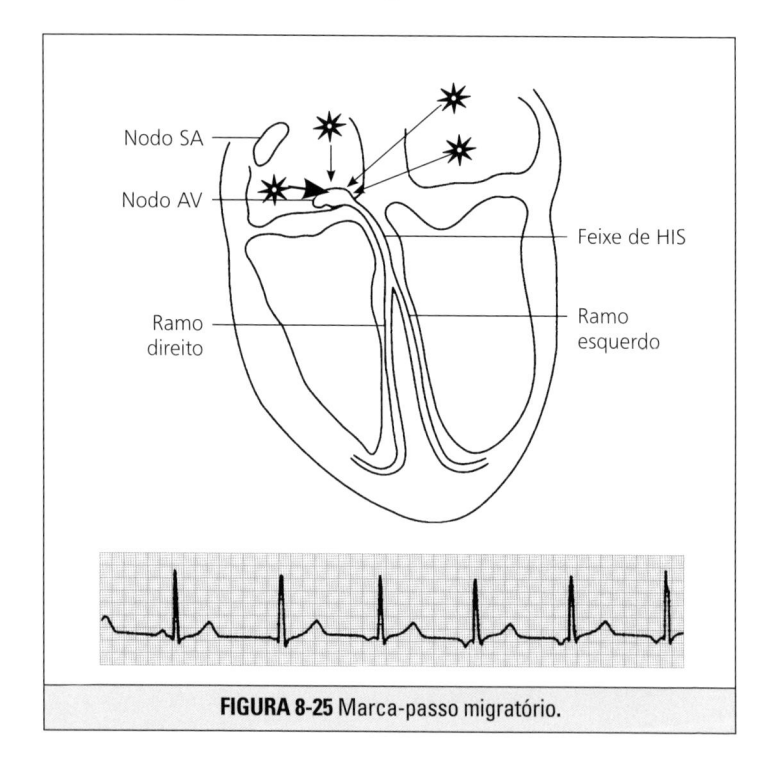

FIGURA 8-25 Marca-passo migratório.

B RITMO VENTRICULAR

i. **Ritmo idioventricular:** ritmo benigno comumente associado à reperfusão.
- Frequência: 30 a 40 batimentos/minuto.
- Frequência de ritmo idioventricular acelerado (RIVA): 40 a 60 batimentos/minuto.
- Benigno e comumente associado a reperfusão no contexto de infarto agudo do miocárdio.
- Ritmo: regular sem onda P ou sem relação entre onda P e complexos QRS.
- Onda P: pode estar ausente.
- Complexo QRS: alargado (> 0,12 segundo).

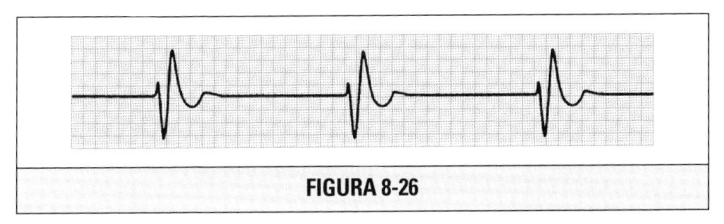

FIGURA 8-26

Exemplo:

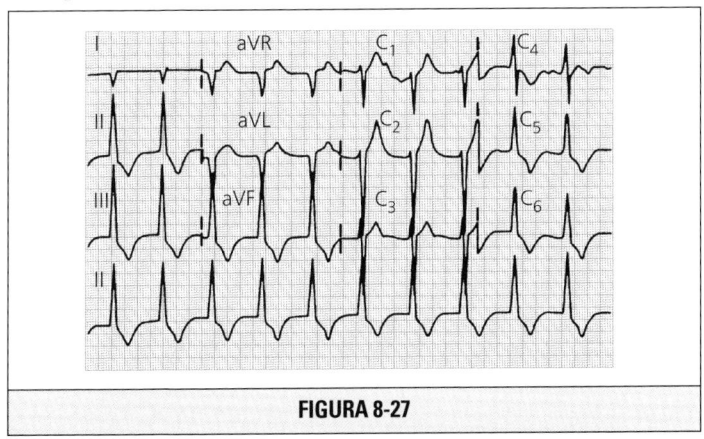

FIGURA 8-27

ii. **Contração ventricular prematura (CVP):**
  - Trata-se de um foco ectópico originado nos ventrículos.
  - Três CVP são consideradas como taquicardia ventricular.
  - Bigeminismo: CVP que ocorrem em todos os ciclos.
  - Trigeminismo: CVP que ocorrem sempre no 3º batimento.
  - Frequência: variável.
  - Ritmo: regular, exceto para a CVP.
  - Onda P: ausente.
  - Intervalo PR: nenhum.
  - Complexo QRS: > 0,12 segundo.

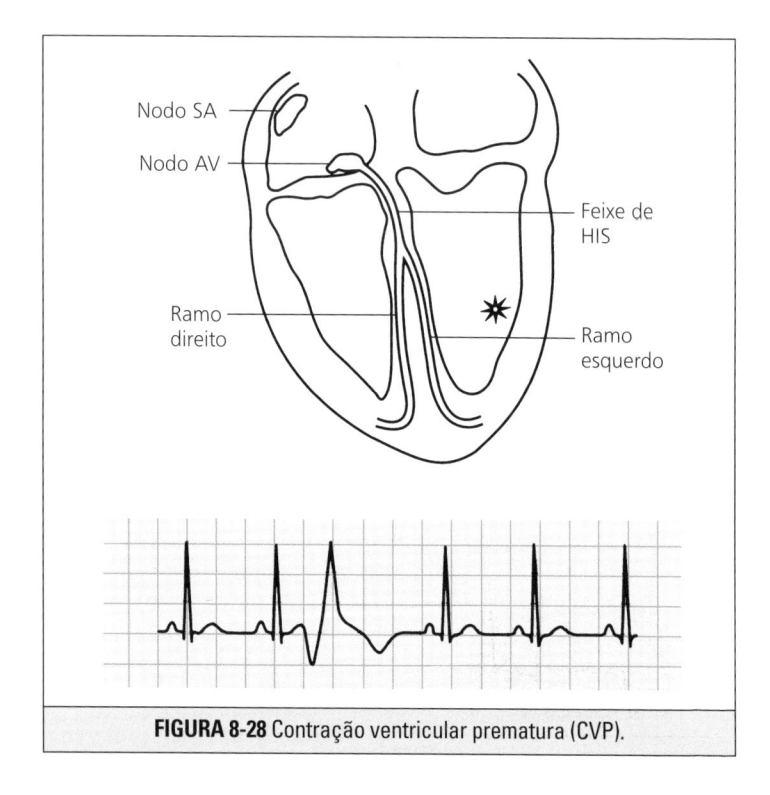

FIGURA 8-28 Contração ventricular prematura (CVP).

Exemplo:

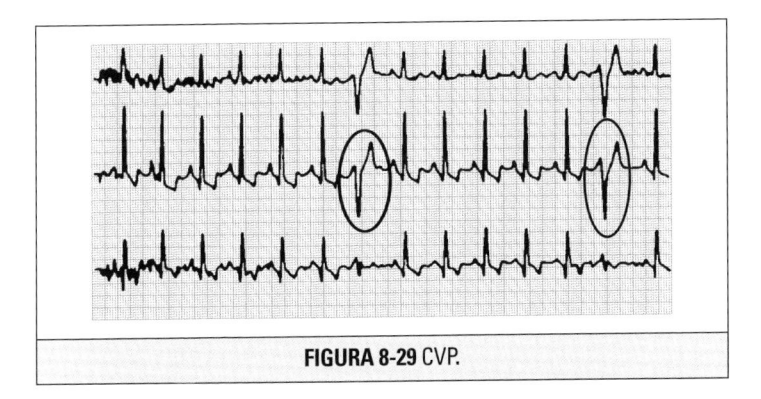

FIGURA 8-29 CVP.

iii. **Bigeminismo ventricular:**
  - Bigeminismo: CVP seguida por complexo QRS normal.
    - Frequência: 60 a 100 batimentos/minuto.
    - Ritmo: irregular.
    - Onda P: normal.
    - Intervalo PR: normal.
    - Complexo QRS: complexo QRS normal seguido por complexo QRS alargado.
    - Etiologia: distúrbio eletrolítico, hipóxia, toxicidade medicamentosa, infarto agudo do miocárdio.

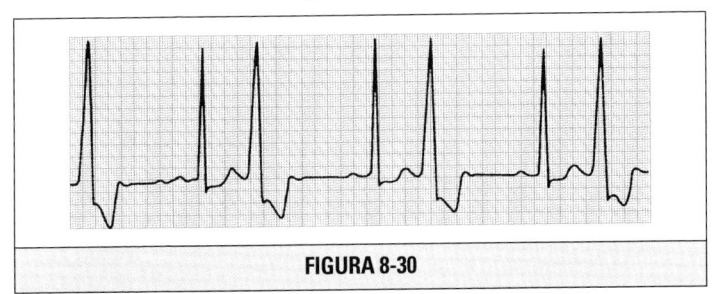

FIGURA 8-30

iv. **Trigeminismo ventricular:**
- Trigeminismo: CVP seguida por 2 complexos QRS normais
  - Frequência: 60 a 100 batimentos/minuto.
  - Ritmo: irregular.
  - Onda P: normal.
  - Intervalo PR: normal.
  - Complexo QRS: complexo QRS normal seguido por complexo QRS alargado.
  - Etiologia: distúrbios eletrolíticos, hipóxia, toxicidade medicamentosa, infarto agudo do miocárdio.

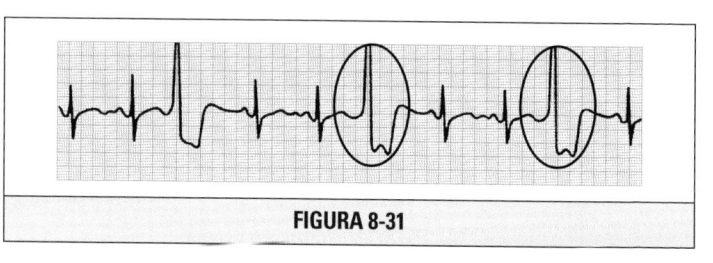

FIGURA 8-31

v. **Batimento de escape ventricular:**
- Frequência: N/A.
- Ritmo: o batimento ocorre após o esperado.
- Onda P: ausente.
- Intervalo PR: N/A.
- Complexo QRS: ≥ 0,12 segundo.

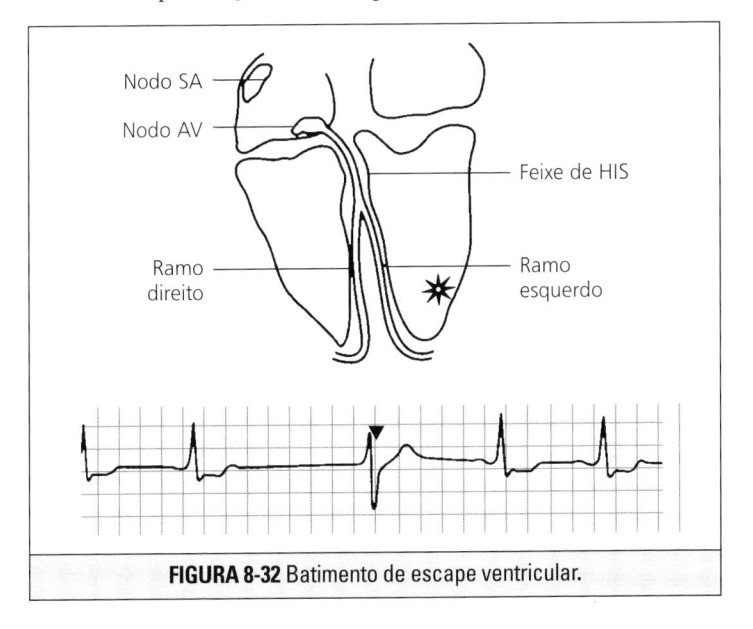

FIGURA 8-32 Batimento de escape ventricular.

vi. **Taquicardia ventricular (TV):**
- Frequência: 150 a 250 batimentos/minuto.
- Ritmo: regular.
- Onda P: ausente ou invertida e não tem relação com o complexo QRS.
- Intervalo PR: N/A.
- Complexo QRS: ≥ 0,12 segundo (alargado).
- Etiologia: infarto do miocárdio, cardiomiopatia, ICC, hipocalemia, hipomagnesemia, toxicidade medicamentosa, reperfusão após terapia trombolítica.

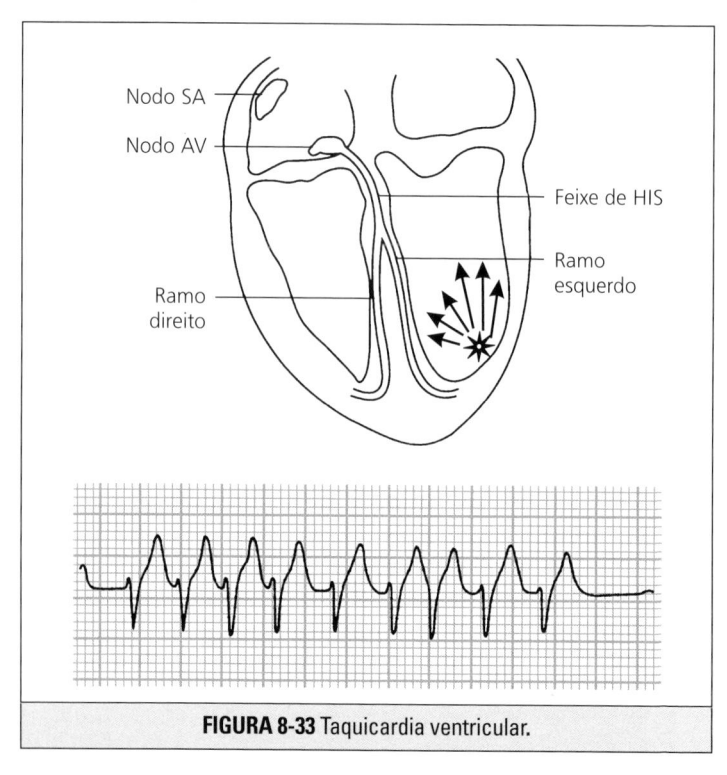

FIGURA 8-33 Taquicardia ventricular.

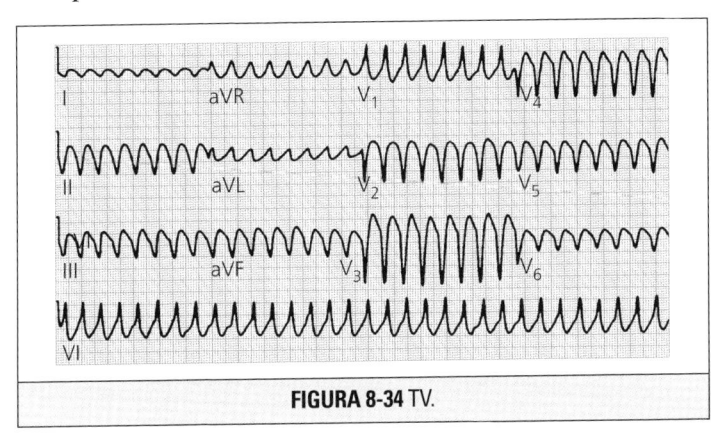

Exemplo:

FIGURA 8-34 TV.

vii. *Flutter* **ventricular:**
- Frequência: 250 a 350 batimentos/minuto.
- Onda P: ausente.
- Intervalo PR: N/A.

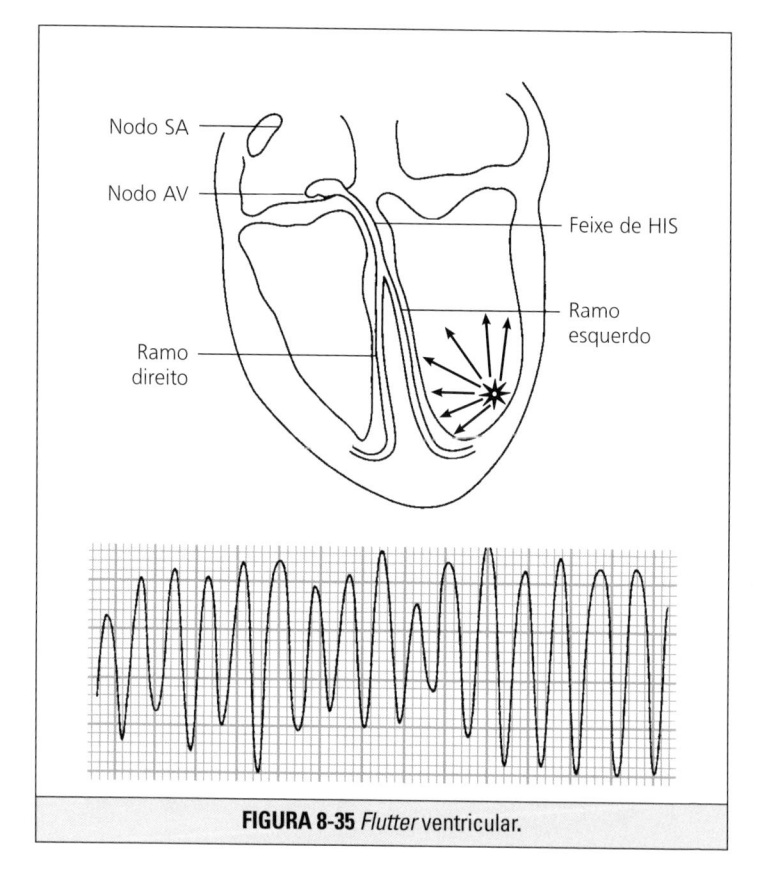

FIGURA 8-35 *Flutter* ventricular.

viii. **Fibrilação ventricular (FV):**
- Frequência: > 300 batimentos/minuto.
- Ritmo: irregular.
- Onda P: irreconhecível.
- Intervalo PR: N/A.
- Complexos QRS: ondas fibrilatórias.
- Etiologia: doença arterial coronariana, infarto do miocárdio, cardiomiopatia, trauma cardíaco, toxicidade medicamentosa, hipoxemia, desequilíbrio eletrolítico.

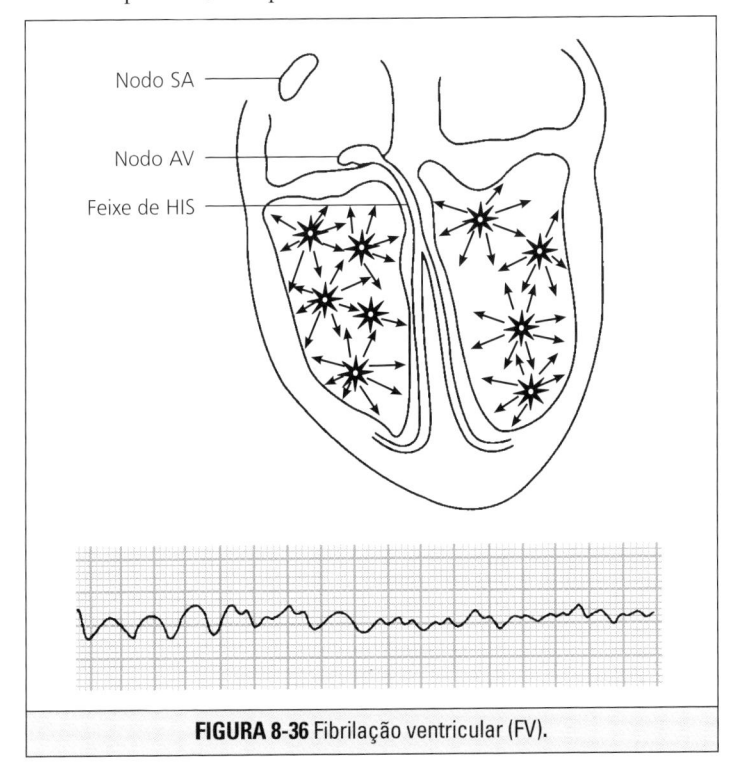

FIGURA 8-36 Fibrilação ventricular (FV).

Exemplo:

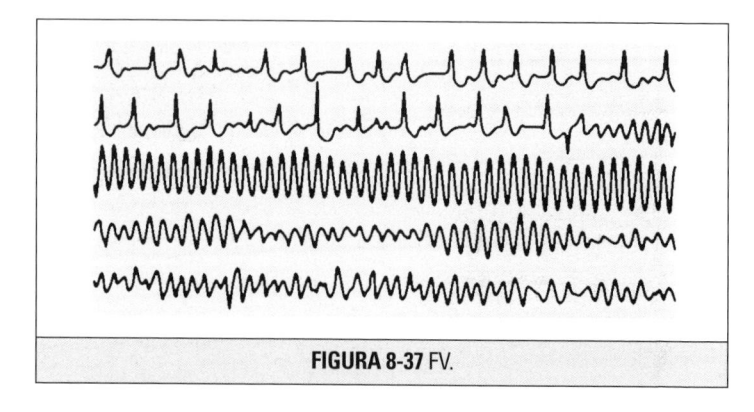

FIGURA 8-37 FV.

ix. *Torsades de pointes:* usualmente associada a anormalidades eletrolíticas ou medicamentosas que podem prolongar excessivamente o intervalo QT.

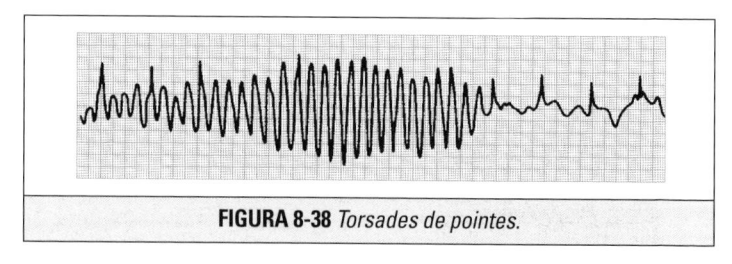

FIGURA 8-38 *Torsades de pointes.*

C RITMOS DE MARCA-PASSO

i. Marca-passo ventricular de demanda.

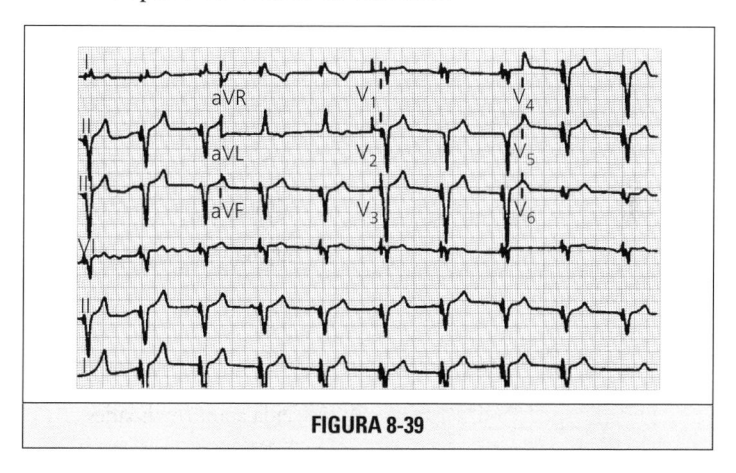

FIGURA 8-39

ii. Marca-passo de dupla câmara.

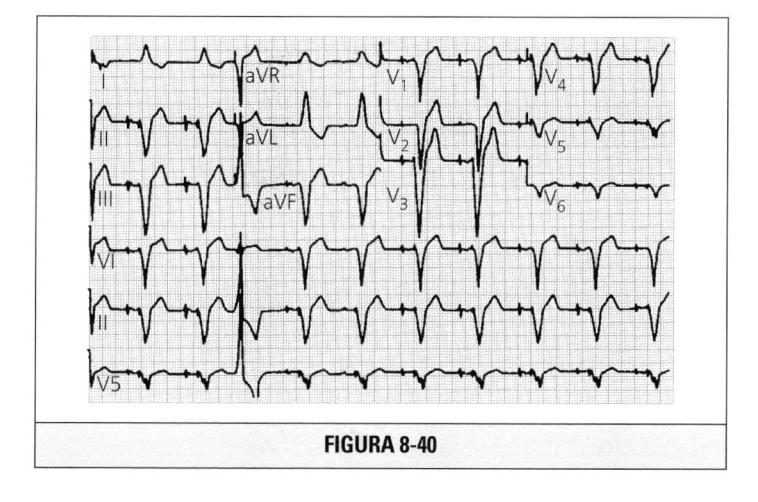

FIGURA 8-40

D MISCELÂNEA

i. **Síndrome do nodo sinusal doente (SNSD)**, também conhecido como síndrome taquicardia-bradicardia.
- Frequência: variável.
- Ritmo: regular ou irregular.
- Onda P: normal.
- Intervalo PR: normal.
- Complexo QRS: normal.
- Etiologia: dano ao sistema de condução.
- Cardiomiopatias, sarcoidose, amiloidose, doença de Chagas.
- SNSD piorado pelas seguintes medicações:
  - Digitálicos.
  - Bloqueador de canais de cálcio.
  - Betabloqueador.
  - Simpaticomiméticos.

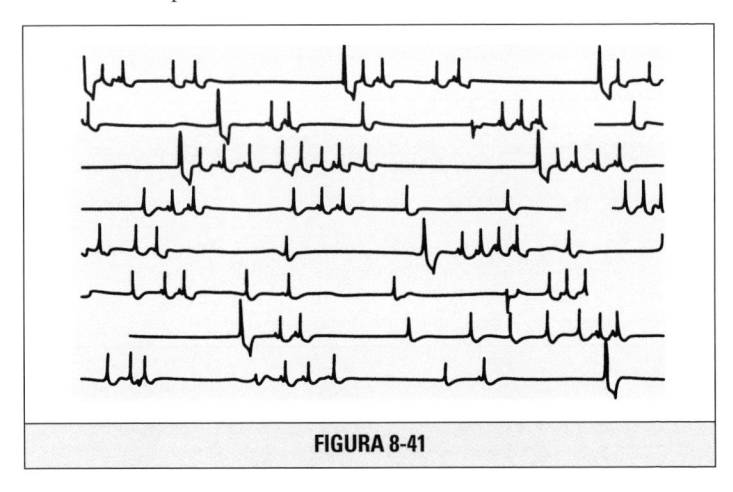

FIGURA 8-41

9
Eletrólitos e Efeitos de Drogas

A HIPOCALEMIA 86
B HIPERCALEMIA. 87
C HIPOCALCEMIA 88
D EFEITO DOS DIGITÁLICOS 89

A HIPOCALEMIA
   i. Prolongamento do intervalo PR.
  ii. Achatamento da onda T.
 iii. Ondas U proeminentes mostradas pelas setas.

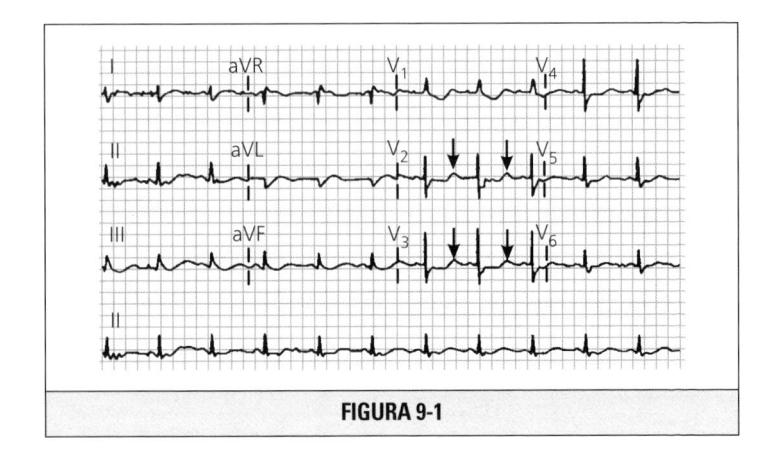

FIGURA 9-1

ELETRÓLITOS E EFEITOS DE DROGAS 87

B HIPERCALEMIA

i. Nível de K+: 5,5 a 6,5 meq → ondas T altas e pontiagudas, mais proeminentes em V3 a V5.
ii. Nível de K+: 6,5 a 7,5 meq → achatamento de onda P e alargamento do QRS.
iii. Nível de K+: > 7,5 meq → parada sinusal e possível padrão sinusoidal devido ao grande atraso de condução intraventricular.

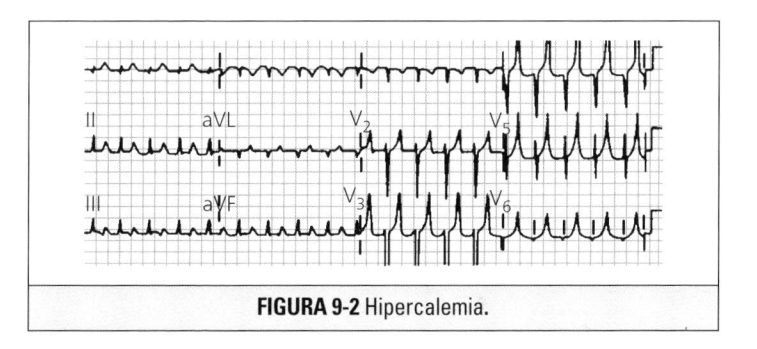

FIGURA 9-2 Hipercalemia.

C HIPOCALCEMIA
i. Prolongamento do QT.

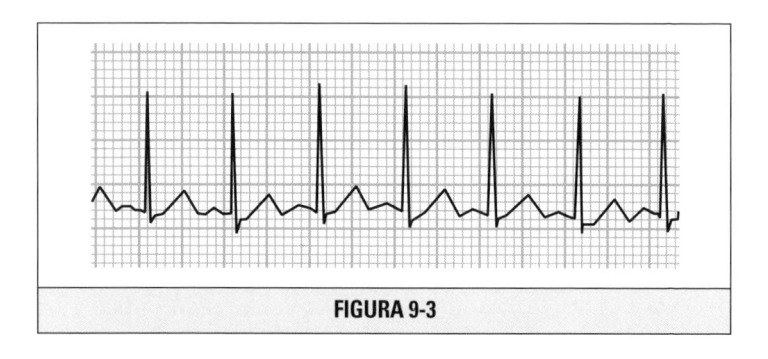

FIGURA 9-3

ELETRÓLITOS E EFEITOS DE DROGAS 89

D EFEITO DOS DIGITÁLICOS

　i. Comumente visto no uso de digitálicos e não com toxicidade digitálica.
　ii. Prolongamento do intervalo PR.
　iii. Segmento ST infradesnivelado e côncavo (escavado): mais proeminente em I, II, aVF, e V_2 a V_6.

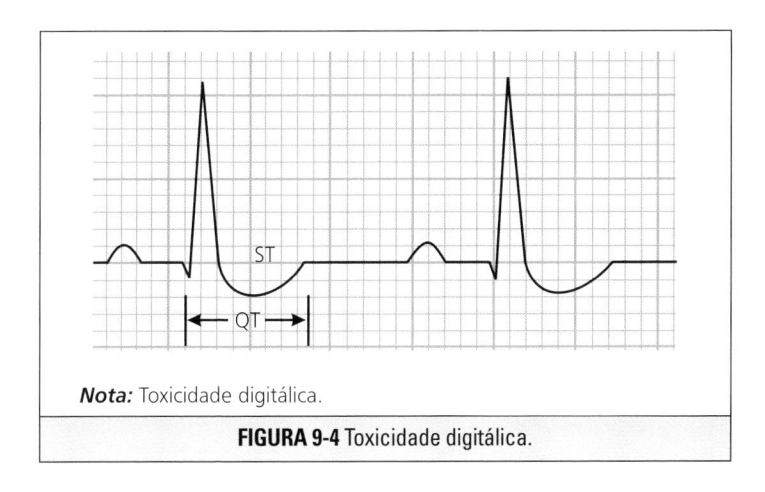

Nota: Toxicidade digitálica.

FIGURA 9-4 Toxicidade digitálica.

　iv. Induz arritmias como taquicardia atrial paroxística (TAP) com bloqueio, fibrilação atrial (FA) com bloqueio cardíaco completo, ritmo juncional acelerado.

10
Outras Condições

A HIPOTERMIA 92
B EMBOLISMO PULMONAR 93
C PERICARDITE 94
D EFUSÃO PERICÁRDICA 95

A HIPOTERMIA

i. Onda J ou onda de Osborne: aparece imediatamente após o complexo QRS, comumente na derivação I.
ii. Onda J desaparece após o aquecimento da temperatura corporal.

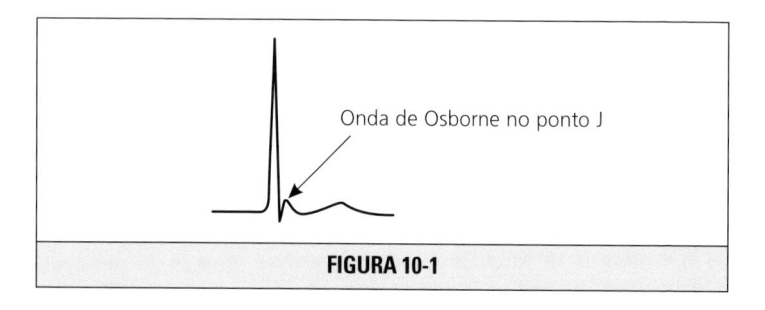

Onda de Osborne no ponto J

FIGURA 10-1

B EMBOLISMO PULMONAR

   i. Onda S proeminente na derivação I.
  ii. Onda Q na derivação III.
 iii. Inversão de onda T na derivação III.
  iv. Nota: o ritmo mais comumente visto em embolia pulmonar é a taquicardia sinusal.

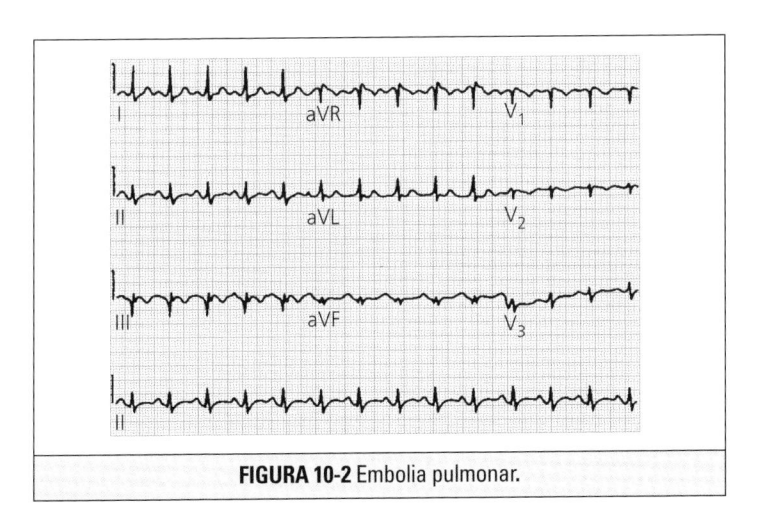

FIGURA 10-2 Embolia pulmonar.

C PERICARDITE

i. Elevação do segmento ST nas derivações I, II, aVL, aVF, V_2 a V_6.
ii. Uma chave de que o ECG possa ser de pericardite é uma depressão precoce do intervalo PR e o segmento ST volta ao normal antes da inversão da onda T.

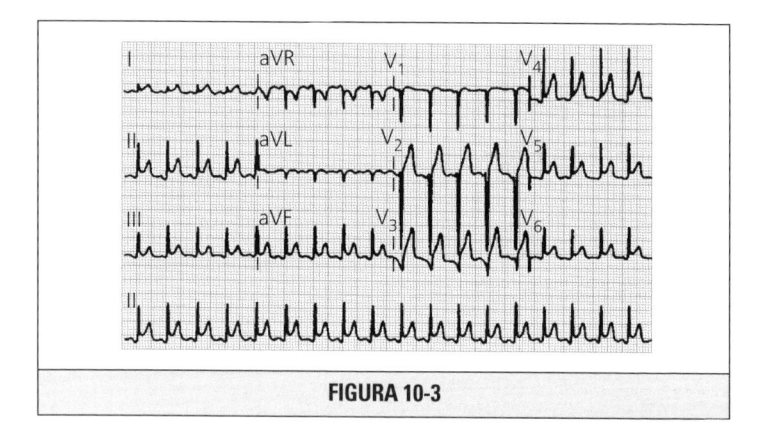

FIGURA 10-3

D EFUSÃO PERICÁRDICA

i. Alternância elétrica vista no ECG.
ii. A amplitude (altura) da onda R varia alternadamente em cada batimento.

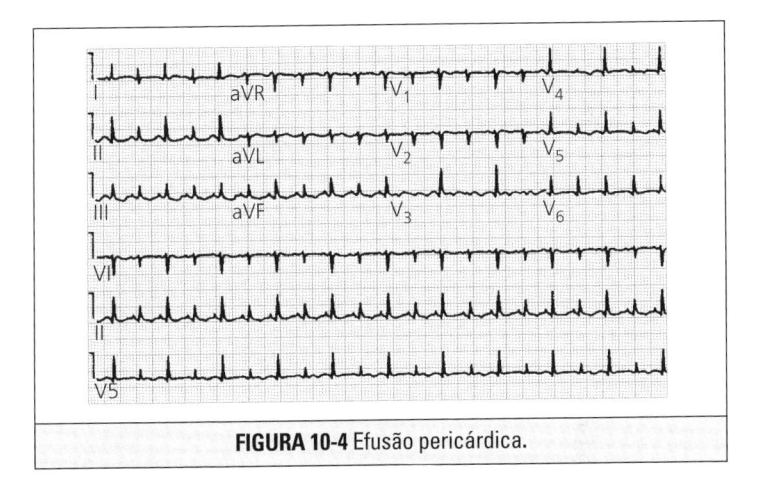

FIGURA 10-4 Efusão pericárdica.

11
Testes Cardíacos

A TESTE DE ESTRESSE CARDÍACO 98
B TESTE ERGOMÉTRICO 100
C ECOCARDIOGRAFIA DE ESTRESSE 105
D TESTE DE ESTRESSE FARMACOLÓGICO 106
E IMAGEAMENTO NUCLEAR 109
F ECOCARDIOGRAFIA 111
G CATETERISMO CARDÍACO 113
H MONITORAÇÃO POR HOLTER 115
I ESTUDO ELETROFISIOLÓGICO 115

A TESTE DE ESTRESSE CARDÍACO

i. Probabilidade pré-teste para doença arterial coronariana (DAC).

TABELA 11-1 Probabilidade pré-teste para doença arterial coronariana: masculino				
Condição	30-39 anos	40-49 anos	50-59 anos	60-69 anos
Angina *pectoris* clássica	Intermediária	Alta	Alta	Alta
Angina *pectoris* atípica	Intermediária	Intermediária	Intermediária	Intermediária
Dor torácica não anginosa	Baixa	Intermediária	Intermediária	Intermediária
Assintomáticos	Muito baixa	Baixa	Baixa	Baixa

TABELA 11-2 Probabilidade pré-teste para doença arterial coronariana: feminino				
Condição	30-39 anos	40-49 anos	50-59 anos	60-69 anos
Angina *pectoris* clássica	Intermediária	Intermediária	Intermediária	Alta
Angina *pectoris* atípica	Muito baixa	baixa	Intermediária	Intermediária
Dor torácica não anginosa	Muito baixa	Muito baixa	Baixa	Intermediária
Assintomáticos	Muito baixa	Muito baixa	Muito baixa	Baixa

Fonte: Gibbons RJ, Balady GJ, Beasley JW *et al.* ACC/AHA guidelines for exercise testing: Executive summary. A report of the American College of Cardiology/American Heart Association Task Force on Practice Guidelines (Committee on Exercise Testing). *Circulation.* 1997;96:345-354.

- Alta: > 90% de probabilidade de DAC.
- Intermediária: 10% a 90% de probabilidade de DAC.
- Baixa: < 10% de probabilidade de DAC.
- Muito baixa: < 5% de probabilidade de DAC.

ii. **Doença arterial coronariana e modalidades de testes cardíacos:**
- Teste ergométrico.
- Imagiamento nuclear cardíaco.
- Angiografia cardíaca.
- Ecocardiograma.

B TESTE ERGOMÉTRICO

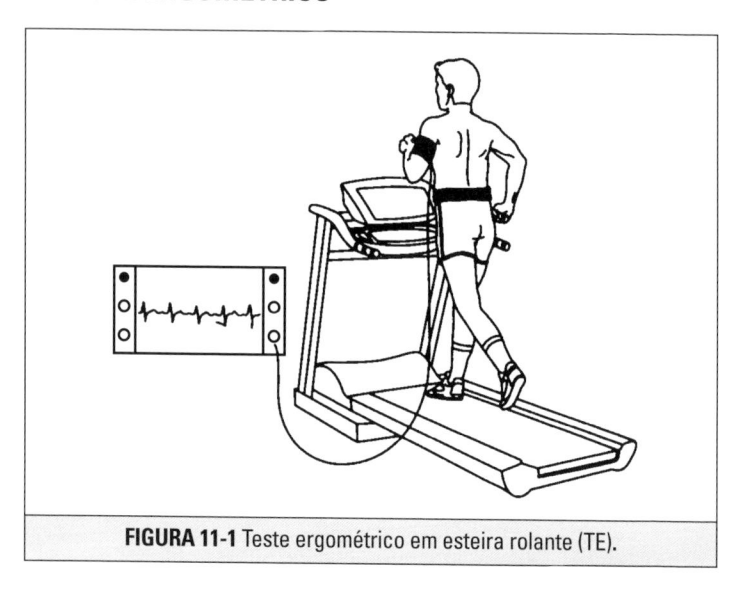

FIGURA 11-1 Teste ergométrico em esteira rolante (TE).

i. **Classificação ACC/AHA:**
Classe I: Consenso/evidência de uma condição na qual o procedimento ou o tratamento é usual e efetivo.
Classe II: Discrepância/conflito evidente de uma condição na qual um procedimento ou tratamento são usuais ou efetivos.
  Classe IIA: Dados/opinião em suporte a sua utilidade/eficácia.
  Classe IIB: Dados/opinião são menos bem estabelecidos para suporte ao seu uso/eficácia.
Classe III: Consenso/evidência de uma condição na qual o procedimento ou tratamento não é usual ou efetivo. Pode até ser prejudicial.

ii. **Indicações para teste ergométrico na detecção de DAC:**
   Classe I: Indivíduos com probabilidade pré-teste intermediária para DAC.
   Classe IIA: Indivíduos com angina vasoespástica.
   Classe IIB: Indivíduos com probabilidade pré-teste alta ou baixa.
   Classe III: Indivíduos com:
   - Síndrome de Wolff-Parkinson-White.
   - Ritmo de marca-passo ventricular.
   - Depressão de ST em repouso > 1 mm.
   - Bloqueio completo do ramo esquerdo.

iii. **Indicações para TE para estratificação de risco em pacientes com DAC conhecida:**
   Classe I: Teste inicial:
   Mudança no estado clínico pós-revascularização (combinado com imageamento cardíaco).
   Classe IIA: Nenhum.
   Classe IIB: Sintomas estáveis e monitoração periódica para guiar o tratamento.

iv. **Indicações para TE pós-infarto do miocárdio:**
   Classe I: Teste submáximo 4 a 7 dias após infarto do miocárdio não complicado previamente a alta hospitalar para prognóstico, prescrição de exercícios ou avaliação de terapêutica medicamentosa.
   Classe II: Pós-revascularização para a prescrição de exercício ou o monitoramento periódico de pacientes de alto risco.
   Classe III: Monitoramento de rotina pós-revascularização.

v. **Indicações em pacientes assintomáticos sem DAC conhecida:**
   Classe I: Nenhum.
   Classe IIB: Múltiplos fatores de risco, diabetes.
   Classe III: Avaliação de rotina.

vi. **Desvantagens:**
Especificidade diminui com:
- Anormalidades de base no segmento ST.
- Uso de digoxina.
- Bloqueio de ramo esquerdo.
- Marca-passo.

vii. **Alterações no ECG de base que podem dificultar a interpretação do teste de estresse:**
- Depressão ou elevação do segmento ST (≥ 1 mm).
- Padrão de *strain* ventricular (secundário a hipertrofia ventricular direita ou esquerda).
- Inversão de onda T (por *strain* ou lesão prévia).

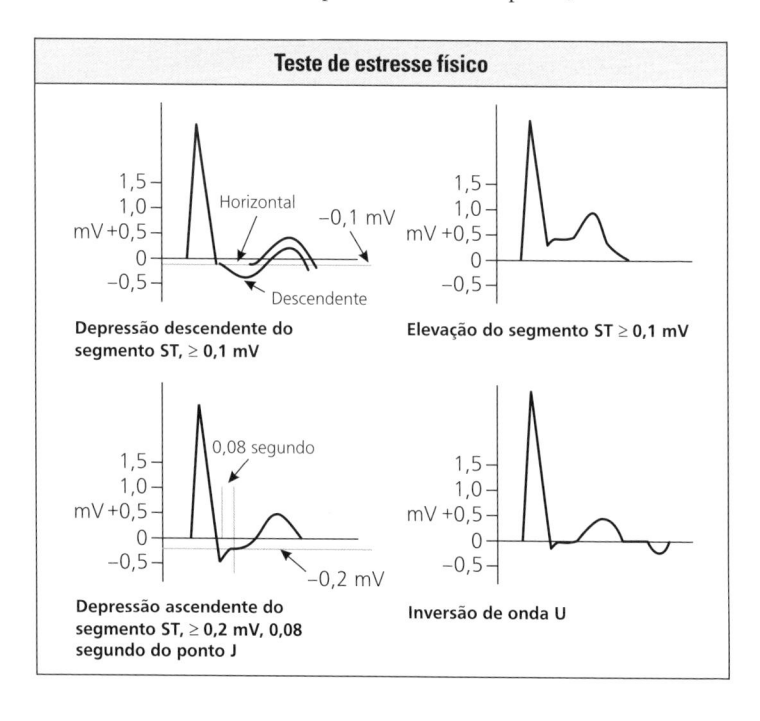

Teste de estresse físico

Depressão descendente do segmento ST, $\geq 0{,}1$ mV

Elevação do segmento ST $\geq 0{,}1$ mV

Depressão ascendente do segmento ST, $\geq 0{,}2$ mV, 0,08 segundo do ponto J

Inversão de onda U

Teste de estresse físico *(Cont.)*

Achados eletrocardiográficos (ECG) sugestivos de teste de estresse físico positivo para DAC. Além dos achados de ECG descritos aqui, a ocorrência de contrações ventriculares prematuras (CVP) frequentes, contrações ventriculares paroxísticas (CVP) multifocais ou taquicardia ventricular no exercício moderado (< 70% da frequência cardíaca máxima) requerem um teste de estresse físico positivo para isquemia.

Reproduzido com permissão de Darrow MD. Ordering and understanding the exercise stress test. *Am Fam Physician.* 1999;59:401-410.

Contraindicações ao teste de esforço

Absolutas
  i. Dissecção aguda de aorta
  ii. Infarto agudo do miocárdio em 2 dias
  iii. Miocardite aguda
  iv. Pericardite aguda
  v. Embolismo/infarto pulmonar
  vi. Trombose venosa profunda recente de membros inferiores
  vii. Estenose aórtica severa sintomática
  viii. Insuficiência cardíaca descompensada
  ix. Arritmia cardíaca sintomática descompensada
  x. Angina instável
  xi. Bloqueio AV de terceiro grau

Relativas
  i. Doença valvular estenótica
  ii. Desequilíbrio eletrolítico
  iii. Hipertensão descompensada
  iv. Taquicardia ou bradicardia
  v. Cardiomiopatia hipertrófica
  vi. Impossibilidade para exercitar-se
  vii. Bloqueio AV de grau avançado

Protocolos de Teste de Estresse

i. Existem vários protocolos para a realização do teste de estresse físico.
ii. A maioria tem como objetivo atingir 85 a 100% da frequência cardíaca máxima prevista para a idade.
iii. Frequência cardíaca máxima prevista = 220 − idade (anos).
iv. Taxa de equivalente metabólico (METs) = gasto metabólico durante o exercício (consumo de O_2 em repouso [VO_2]) = 3,5 mL/kg/min.

Capacidade funcional em METs:

Fraca:	< 4
Moderada:	4 a 7
Boa:	7 a 10
Excelente:	> 10

i. **Protocolo de Bruce:** 8 estágios, cada estágio em 3 minutos, aumento substancial na inclinação e na velocidade.
O teste é considerado correto quando obtidos ≥ 6 METs.
(Nota: o teste é continuado mesmo se atinjir 6 METs).

Certeza do nível de MET alcançado:

Menor ou igual a 5 METs =	Prognóstico ruim em indivíduos com idade ≤ 65 anos.
10 METs =	Bom prognóstico com terapia medicamentosa.
Maior ou igual a 13 METs =	Bom prognóstico a despeito de teste de esforço anormal.

ii. **O laudo do exercício deve incluir o seguinte em sua interpretação:**
- ECG de base.
- Mudanças no ECG observadas durante o teste.
- Pressão arterial durante o teste.
- Arritmias ou batimentos anormais vistos durante o teste.
- Sintomas observados durante o teste.
- Capacidade funcional aproximada no exercício em METs (indicador prognóstico mais importante).
- Quando e porque o teste foi finalizado prematuramente.

iii. As conclusões no laudo devem incluir:
- Positivo.
- Negativo.
- Indeterminado.
- Não diagnóstico.
- Objetivo alcançado (máximo, submáximo).

iv. Achados clínicos para teste de estresse positivo:
- Hipotensão.
- Angina.
- B3, B4 ou murmúrio durante o exercício.

Teste de estresse positivo:
Elevação de ST menor ou igual a 1 mm em derivações sem ondas Q prévias.
Depressão de ST descendente ou horizontal menor ou igual a 1 mm.
(Nota: todas as mudanças do segmento ST devem ocorrer em pelo menos 2 derivações consecutivas e 3 batimentos consecutivos por derivação.)
Depressão de ST ascendente menor ou igual a 1,5 mm.
Inversão de onda T.
Onda U.
Taquicardia ventricular (TV).

v. **Resultados falso-positivos no teste de estresse físico:**
- Espasmo arterial coronariano.
- Bloqueio de ramo esquerdo.
- Cardiomiopatia.
- Hipertrofia ventricular esquerda com *strain* de linha de base.
- Uso de digitálicos ou antidepressivos.

C ECOCARDIOGRAFIA DE ESTRESSE

i. É realizada para se observar a função segmentar (motilidade das paredes) em repouso e no estresse.

ii. Ecocardiograma basal é realizado para se afastar qualquer anormalidade em repouso.

iii. Aumenta a sensibilidade e a especificidade do teste de estresse físico sozinho.
iv. Se o indivíduo não pode exercitar-se, um agente farmacológico pode ser útil.
  i. **Indicações:**
     - Avaliação da função ventricular.
     - Tamanho das câmaras.
     - Espessamento da parede.
     - Função valvular.
  ii. **Diagnóstico de doença arterial coronariana na presença de anormalidades ECG que podem tornar o teste de estresse ininterrupto, como:**
     - Bloqueio de ramo esquerdo. (Nota: especificidade para detectar isquemia reduz em pacientes com BRE.)
     - Hipertrofia ventricular esquerda.
     - Repolarização precoce ou anormalidades de condução.
     - Determinar extensão e localização da isquemia.
  iii. **Fatores restritivos:** indivíduos com DPOC e obesidade.
  iv. **Desvantagens:** a interpretação é muito subjetiva, especialmente se existe alteração segmentar em repouso.

D TESTE DE ESTRESSE FARMACOLÓGICO

  i. **Indicações:**
     - Indivíduos incapazes de se exercitar.
     - Alterações ECG de base com BRE. (Nota: pode ser combinado com componente de imageamento.)
  ii. **Desvantagens:** especificidade é reduzida em indivíduos com marca-passo ventricular direito.
  i. **Dobutamina:**
     - Alternativa útil a adenosina e dipiridamol em pacientes com condições associadas a broncospasmo (DPOC, asma etc.).
     - Útil em indivíduos usando Aggrenox ou Persantin.
     - Útil em indivíduos com estenose carotídea grave.

- Aumenta frequência cardíaca e pressão arterial.
- Melhora contratilidade.
- Meia-vida de aproximadamente 2 minutos.
  - Contraindicações:
    - Taquicardia ventricular.
    - Infarto do miocárdio nos últimos 3 dias.
    - Angina instável.
    - Obstrução severa do trato de saída do ventrículo esquerdo.
    - Aneurisma de aorta.
    - Dissecção aórtica.
    - Hipertensão sistêmica.
  - Suspensão da infusão de dobutamina:
    - PA: 230/130.
    - PAS: < 80.
    - Paciente se torna sintomático, com precordialgia, soluço.
    - Depressão de ST de 2 mm da linha de base.
    - Taquicardia ventricular.
    - Fibrilação atrial.
    - Bloqueio AV (2:1, completo).
    - Alcançar mais de 85% da frequência cardíaca prevista.
  - Efeitos adversos: palpitação, dor no peito, náuseas, ansiedade, arritmias (TSV/TV/FV), tremores.

ii. **Dipiridamol:**
- Início em aproximadamente 3 minutos após a infusão, que é feita em 4 minutos, com pico aproximado em 7 a 12 minutos.
- Meia-vida é > 20 minutos.
- Agente usado comumente para a realização de imageamento nuclear.
- Pode aumentar a eficácia de medicações anti-hipertensivas.
- Os pacientes devem evitar produtos com cafeína nas 24 horas antes do exame.
- Os pacientes devem evitar produtos contendo teofilina nas 72 horas antes do exame.
  - Contraindicações:
    - Infarto do miocárdio há menos de 72 horas.
    - Doença pulmonar severa ou asma.

- Disfunção sistólica severa do ventrículo esquerdo.
- Bloqueio cardíaco de segundo ou terceiro grau.
- Hipotensão arterial.
* Efeitos colaterais: dor no peito, tonteira, cefaleia, taquipneia, rubor, infarto do miocárdio, AVC.
* Antídoto: aminofilina.

iii. **Adenosina:**
- Início rápido (segundos).
- Meia-vida curta para a eliminação (poucos segundos).
- Agente mais comumente usado para imageamento nuclear.
- Potente vasodilatador coronariano; requer infusão controlada.
- Indivíduos devem evitar produtos com cafeína nas 24 horas antes do exame.
- Indivíduos devem evitar produtos com teofilina nas 72 horas antes do exame.
  * Indicações:
    - Bloqueio de ramo esquerdo.
    - Marca-passo artificial.
    - Síndrome de Wolff-Parkinson-White.
  * Contraindicações:
    - Bloqueio AV de alto grau.
    - Condição que pode causar broncospasmo (asma, DPOC etc.).
    - Síndrome do nodo sinusal doente.
    - Hipotensão.
    - Indivíduos em uso de Aggrenox/Persantin.
    - Ingestão de cafeína nas últimas 24 horas (bloqueio dos receptores de adenosina).
  * Efeitos colaterais: dor no peito, rubor, taquipneia, náusea, e cefaleia; arritmias (TV/FV).

iv. **Arbutamina:**
- Um forte agonista beta-adrenérgico e agente alfa-simpaticomimético moderado.
- Aumenta a frequência cardíaca e a contratilidade miocárdica.
- Seu alto custo limita o uso.

E IMAGEAMENTO NUCLEAR

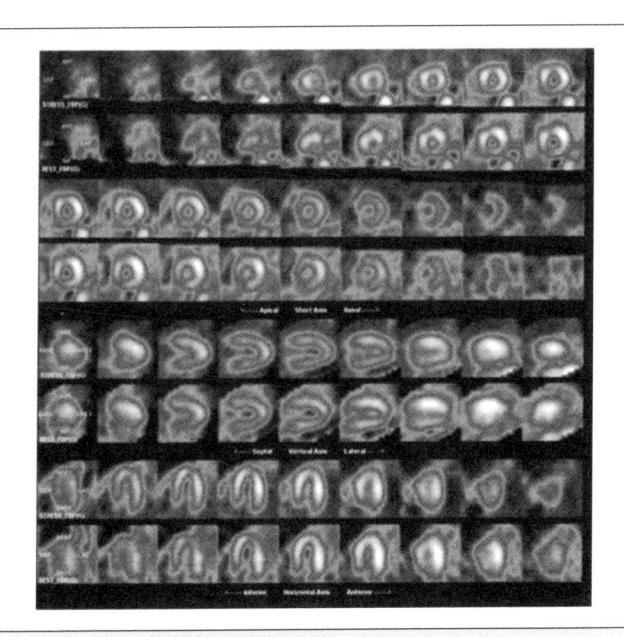

FIGURA 11-2 Imageamento nuclear.

i. Indicações para imageamento nuclear:
- Teste de estresse inconclusivo ou probabilidade intermediária.
- Avaliação de viabilidade miocárdica após infarto do miocárdio ou revascularização.
- Avaliação do risco pré-operatório.
- Avaliação de sintomas recorrentes após cirurgia de revascularização miocárdica (CRVM) ou angioplastia por balão (PTCA).
- Precordialgia associada a bloqueio de ramo esquerdo, repolarização precoce, alterações inespecíficas de ST, pós-infarto agudo do miocárdio, pré-excitação.

ii. **Radioisótopos:**
   - Tecnécio-99 m.
   - Tálio-201.
iii. **Agentes farmacológicos:**
   - Tetrofosmin.
   - Sestamibe.
     - Tecnécio-99m sestamibe (cardiolite):
       – Deposita-se dentro da mitocôndria e propicia melhor qualidade de imagem.
       – Melhor imagem adquirida em mulheres e pacientes obesos.
     - Tálio:
       – Repõe o K+ na célula.
       – Meia-vida mais longa que o tecnécio. (Nota: áreas que são necróticas/isquêmicas recebem fluxo sanguíneo menor ou nenhum. Assim, existe menor absorção do marcador com relação a áreas normalmente perfundidas.)
iv. **Desvantagens:** artefatos podem existir devido a tecidos moles como o seio.

F ECOCARDIOGRAFIA

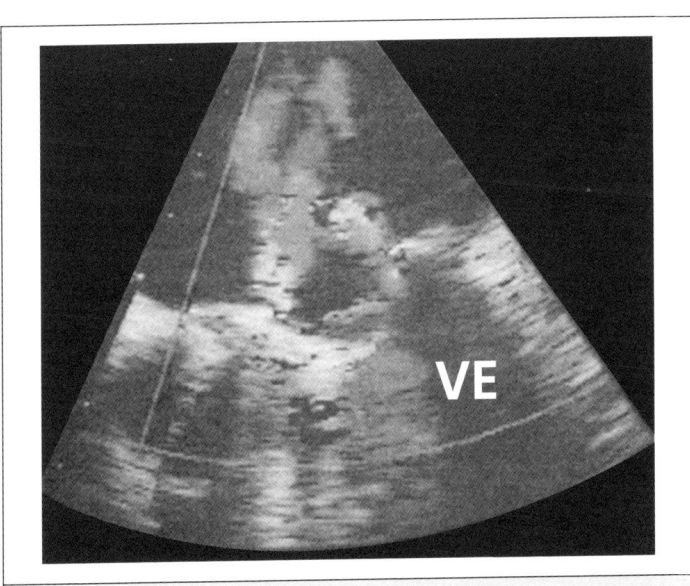

FIGURA 11-3 Ecocardiograma.

i. **Ecocardiograma** é uma modalidade de imageamento utilizada para a avaliação da anatomia cardíaca e sua função usando-se ondas sonoras de alta frequência.

ii. **Existem 2 modos rotineiros de realizar o ecocardiograma:**
   - Ecocardiograma transtorácico.
   - Ecocardiograma transesofágico.

iii. **Existem 3 modalidades em ecocardiografia:**
   - Ecocardiografia modo-"M": fornece imagens unidimensionais que permitem a medida das câmaras cardíacas. Exibe imagem unidimensional.

- Ecocardiografia bidimensional: fornece cortes transversais do coração. Exibe imagem bidimensional.
- Ecocardiografia de fluxo em cores: fornece visualização do fluxo sanguíneo através das válvulas e anomalias congênitas.

iv. **Indicações:**
- Aneurisma de aorta.
- Função atrial.
- Cardiomiopatias.
- Doença cardíaca congênita.
- Endocardite.
- Doença dos grandes vasos.
- Avaliação de insuficiência cardíaca.
- Hipotensão.
- Trombo intracardíaco.
- Trauma penetrante/grave.
- Pericardite.
- Síncope inexplicada.
- Disfunção valvar/doença valvar.
- Função ventricular.

v. **Indicações clínicas específicas para ecocardiograma transesofágico:**
- Embolismo de fonte cardíaca.
- Endocardite.
- Função de prótese valvar cardíaca.
- Doença de válvula nativa.
- Dissecção de aorta.
- Aneurisma de aorta.
- Massa, trombo ou tumores intracardíacos.
- Doença cardíaca congênita.

G CATETERISMO CARDÍACO

i. **Técnica:** um cateter é inserido pela virilha ou pelo braço até o coração e depois dentro das artérias coronárias e áreas apropriadas.

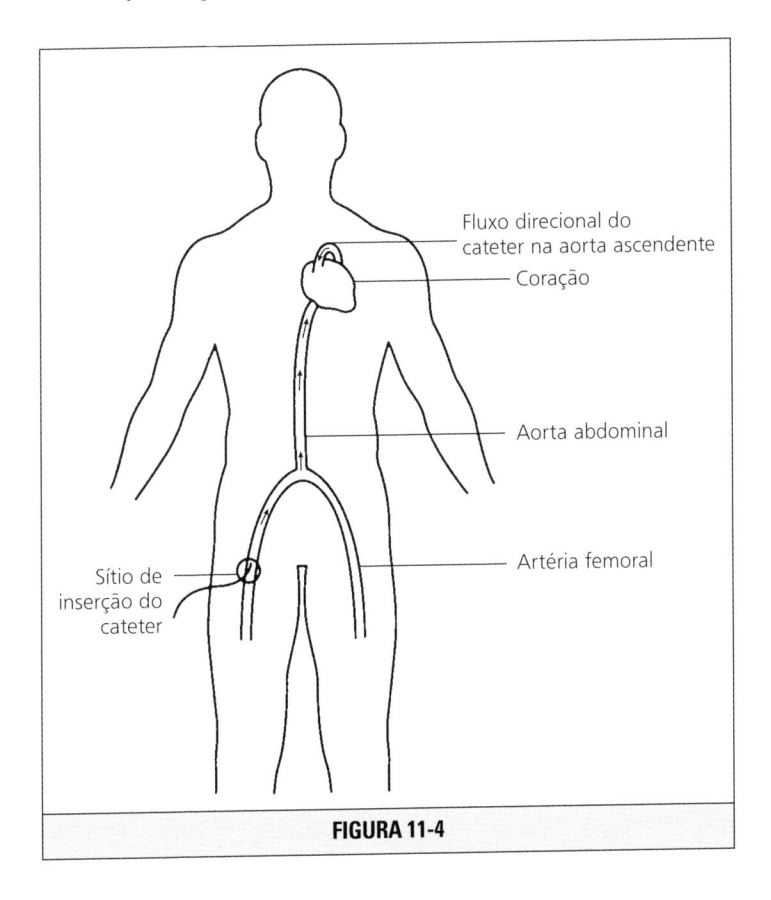

Fluxo direcional do cateter na aorta ascendente
Coração
Aorta abdominal
Artéria femoral
Sítio de inserção do cateter

FIGURA 11-4

FIGURA 11-5

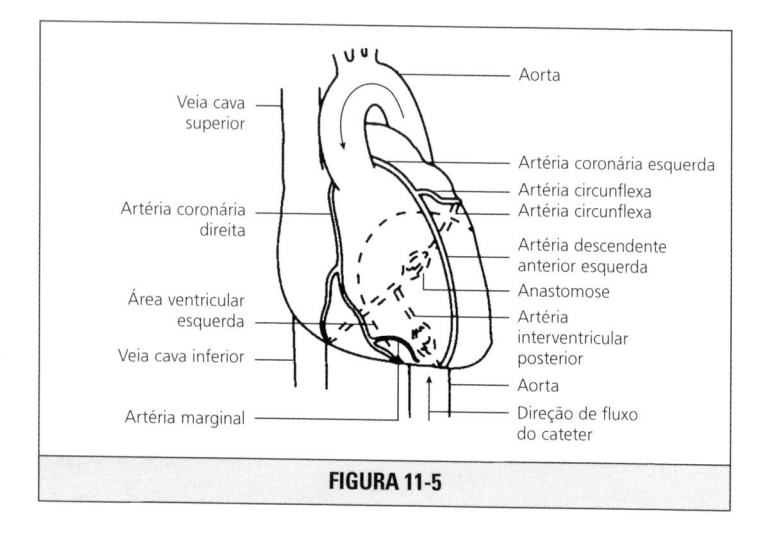

Legendas: Aorta; Veia cava superior; Artéria coronária esquerda; Artéria circunflexa; Artéria circunflexa; Artéria coronária direita; Artéria descendente anterior esquerda; Anastomose; Área ventricular esquerda; Artéria interventricular posterior; Veia cava inferior; Aorta; Artéria marginal; Direção de fluxo do cateter.

ii. **Indicações:**
- Dilatação e colocação de *stents* nas artérias coronarianas no infarto agudo do miocárdio.
- Dilatação ou colocação de *stent* nas artérias coronarianas para aliviar os sintomas nos pacientes com doença coronariana crônica.
- Diagnóstico de doença arterial coronariana.
- Valvuloplastia.
- Medida de pressão no coração e na aorta.
- Biópsia cardíaca.
- Visualização dos átrios e ventrículo.
- Eletrofisiologia que inclui ablação de vias acessórias.

iii. **Complicações:**
- Reação alérgica ao contraste.
- Angina.
- Infarto do miocárdio.
- Arritmia.
- Hemorragia do sítio de inserção do cateter.

- Tamponamento pericárdico.
- Nefrotoxicidade do contraste.
- AVE.

H MONITORAÇÃO POR HOLTER

i. É um dispositivo criado para monitorar e armazenar as atividades elétricas do coração (arritmia, bloqueios etc.).
ii. O dispositivo pode armazenar as atividades por ≥ 24 horas.
iii O dispositivo de Holter é conectado ao tórax por vários fios.

I ESTUDO ELETROFISIOLÓGICO

Envolve uma série de testes que ajudam a determinar a localização e o tipo de atividade elétrica, assim como a resposta ao tratamento.

i. **Técnica:**
Após sedar o paciente, "múltiplos" cateteres especializados são inseridos por fluoroscopia da virilha ou do pescoço até áreas específicas do coração onde o ritmo cardíaco é gravado e as vias de arritmias são determinadas através de pequena quantidade de descarga elétrica. O estudo leva várias horas para ser completado.

ii. **Esse é um estudo realizado para a determinação e o tratamento das seguintes condições:**
- Taquicardia paroxística supraventricular.
- Taquicardia ventricular.
- *Flutter* atrial.
- Risco de morte súbita.
- Bradicardia.
- Sincope.
- Eficácia de medicações usadas para controle das arritmias.
- Avaliação da necessidade de dispositivo implantável (marca-passo, CDI).

Estudo Eletrofisiológico (EEF): Eletrogramas Intracardíacos Normais

Três derivações ECG de superfície: I, aVF, e V_1.

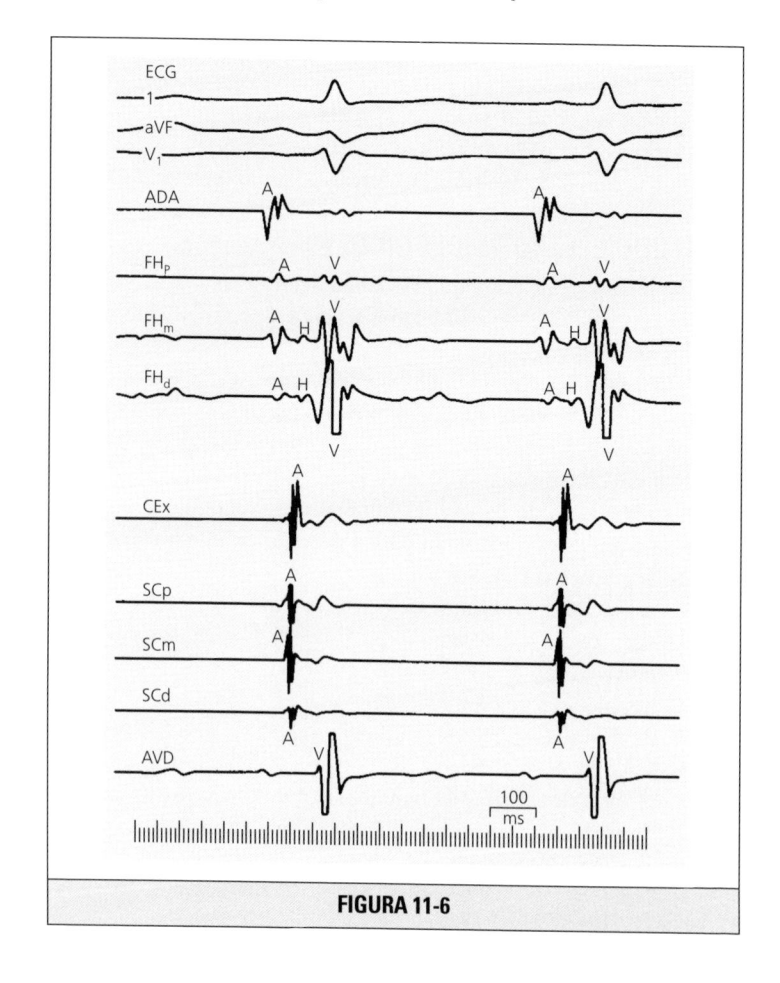

FIGURA 11-6

i. **Abreviações em EEF:**
   - ADA = átrio direito alto.
   - A = átrio.
   - FH = feixe de His.
   - p = proximal.
   - m = médio.
   - d = distal.
   - CEx = cateter explorador.
   - SC = seio coronário.
   - AVD = ápice do ventrículo direito.
   - V = ventrículo.
ii. **Complicações associadas ao EEF:**
   - **Secundárias ao procedimento:**
     * Sangramento.
     * Infecção.
     * Dor.
     * Reação alérgica.
     * Tromboflebite.
     * Dissecção aórtica.
     * AVE/AIT.
     * Perfuração de seio coronário.
     * Tamponamento cardíaco.
   - **Secundárias a estimulação cardíaca programada:**
     * Arritmia cardíaca.
     * Infarto do miocárdio.
     * Bloqueio de ramo.
   - **Secundárias a ablação transcateter:**
     * Bloqueio cardíaco de terceiro grau.
     * Tromboembolismo.
     * Arritmia cardíaca.
     * Pericardite.
     * Paralisia de nervo frênico.
     * Queimadura cutânea por radiação.
     * Trombose arterial coronariana.
     * Infarto do miocárdio.
     * Perfuração cardíaca por radiação excessiva a várias estruturas cardíacas.

12
Marca-Passo Cardíaco

A INDICAÇÕES PARA MARCA-PASSO DEFINITIVO:
   CLASSIFICAÇÃO DE ACC/AHA..........................120
B INDICAÇÕES PARA IMPLANTE DE MARCA-PASSO
   DEFINITIVO 120
C TIPOS DE MARCA-PASSO 122
D CÓDIGOS DE ESTIMULAÇÃO 123

Marca-passo cardíaco é um dispositivo que fornece um estímulo elétrico para levar a contração cardíaca quando existe um defeito na atividade elétrica cardíaca intrínseca. Funciona detectando os potenciais elétricos cardíacos intrínsecos. Quando os potenciais estão muito infrequentes ou ausentes, ele fornece impulsos elétricos ao coração, estimulando a contração miocárdica.

A INDICAÇÕES PARA MARCA-PASSO DEFINITIVO: CLASSIFICAÇÃO DE ACC/AHA

Classe I: Consenso/evidência de uma condição na qual o procedimento ou o tratamento são usuais e efetivos.

Classe II: Discrepância/conflito evidente de uma condição na qual um procedimento ou tratamento são usuais ou efetivos.

    Classe IIA: Dados/opinião em suporte a sua utilidade/eficácia.

    Classe IIB: Dados/opinião são menos bem estabelecidos para o suporte ao seu uso/eficácia.

Classe III: Consenso/evidência de uma condição na qual o procedimento ou o tratamento não são usuais ou efetivos. E podem até ser prejudiciais.

B INDICAÇÕES PARA IMPLANTE DE MARCA-PASSO DEFINITIVO

Classe I:
- Bradicardia sintomática (usualmente < 40 batimentos por minuto).
- Bloqueio AV completo (terceiro grau).
- Bloqueio AV de segundo grau avançado.
- Bloqueio AV de segundo grau no sistema HIS-Purkinje com bloqueio de ramo bilateral.
- Bloqueio AV de segundo grau sintomático Mobitz I ou Mobitz II.
- Bloqueio AV de segundo grau sintomático e persistente.
- Bloqueio AV de segundo grau Mobitz II associado a QRS alargado ou bloqueio bifascicular crônico, independentemente de sintomas.

- Bloqueio AV infranodal transitório complexo com bloqueio de ramo associado.
- Bloqueio de segundo ou terceiro grau associado a distrofia muscular miotônica, atrofia muscular peroneal, síndrome de Kearns-Sayre ou distrofia de Erb.
- Indivíduos com síncope neurocardiogênica: síncope e assistolia > 3 segundos após leve massagem de seio carotídeo.
- Síncope e assistolia > 3 segundos ou ritmo de escape < 40 batimentos por minuto em pacientes acordados.
- Ritmo de escape com QRS largo.
- Ectopia ventricular complexa.
- Arritmia ventricular sustentada que seja pausa-dependente.
- Um ano de idade ou menos: frequência ventricular < 55 batimentos por minuto ou < 70 quando associada a doença cardíaca congênita, independentemente de sintomas.
- Síndrome do QT longo de etiologia desconhecida.
- NYHA classe III ou insuficiência cardíaca refratária (FE < 35%) após a otimização do tratamento medicamentoso e 3 meses após a revascularização, e evidência de dissincronismo ventricular – indicação para implante de marca-passo biventricular.

Classe II:
- Bradicardia sinusal sem uma associação clara entre sintomas e bradicardia (< 40 batimentos por minuto).
- Disfunção de nodo sinusal com etiologia de síncope desconhecida.
- Bloqueio AV de segundo grau Mobitz II com bradicardia sintomática.
- Bloqueio AV de primeiro grau com comprometimento hemodinâmico.
- Bloqueio AV de segundo ou terceiro grau assintomático no nível do nodo AV pós-infarto do miocárdio.
- Bloqueio bifascicular ou trifascicular com síncope que pode contribuir com um bloqueio AV transitório de alto grau.
- Síncope de etiologia desconhecida em que a maior anormalidade da função do nodo sinusal é descoberta no estudo eletrofisiológico (EEF).

- Síncope recorrente de etiologia desconhecida com resposta anormal à massagem de seio carotídeo, porém a síncope não é devida a massagem do seio carotídeo.
- Síncope neurocardiogênica recorrente com bradicardia (espontaneamente ou ocorrendo durante teste Tilt).
- Cardiomiopatia hipertrófica sintomática, independentemente da terapia medicamentosa utilizada, e significante obstrução do trato de saída do ventrículo esquerdo no repouso ou durante o exercício.

Classe III:
- Síncope de etiologia desconhecida.
- Bradicardia sinusal sem sintomas significativos.
- Bloqueio sinoatrial ou parada sinusal sem sintomas significativos.
- Marca-passo ventricular transitório.
- Bradicardia assintomática no sono.
- Bloqueio AV de segundo grau Mobitz I (Wenckebach) assintomático.
- Bloqueio AV intermitente.
- Bloqueio de ramo direito com desvio de eixo para a esquerda sem sintomas.
- Bloqueio AV reversível (secundário a condições como apneia do sono, doença de Lyme, tônus vagal aumentado, medicações pós-operatórias [betabloqueador, diltiazem, verapamil]).
- QT longo de etiologia reversível.
- *Torsades de pointes* secundária a etiologia reversível.

C TIPOS DE MARCA-PASSO

i. **Unicameral:** somente um eletrodo é implantado no átrio ou no ventrículo.

ii. **Bicameral:** eletrodos são implantados nas 2 câmaras (átrio e ventrículo).

iii. **Responsivo à frequência:** o sensor sente a atividade física do indivíduo.

iv. **Marca-passo biventricular:** 3 eletrodos são implantados. Um eletrodo no átrio, um no ventrículo direito, e outro no seio coronário, o qual estimula o ventrículo esquerdo.

D CÓDIGOS DE ESTIMULAÇÃO

Primeira letra: câmara estimulada
Segunda letra: câmara sentida
Terceira letra: resposta da câmara à estimulação
Quarta letra: programação
Quinta letra: função antitaquicardia

i. **Câmara estimulada**
   A = átrio
   V = ventrículo
   D = duplo (ambas as câmaras)
   O = nenhum

ii. **Câmara sentida**
   A = átrio
   V = ventrículo
   D = duplo (ambas as câmaras)
   O = nenhum

iii. **Resposta à estimulação**
   T = estimulação desencadeada
   I = estimulação inibitória
   D = duplo (T + I)
   O = nenhum

iv. **Função de programação**
   P = frequência programável e/ou *output*
   M = multiprogramação de frequência, *output*, sensibilidade, e mais
   C = função de comunicação (telemetria)
   R = frequência adaptativa
   O = nenhum

v. **Função antitaquicardia**
   P = estimulação por *overdrive*
   S = choque
   D = duplo
   O = nenhum

Demanda ventricular Inibitório: VVI (estimulatório: VVT)	Demanda atrial Inibitório: AAI (estimulatório: AAT)	Sincronismo atrial (inibição ventricular) VDD	Totalmente automático DDD	Antitaquiarritmia VVIMP
Modulação por frequência VVIR (Sensor)	Modulação por frequência VVIR (Sensor)	Sequencial AV DVI	Modulação por frequência DOOR (Sensor)	▽ Circuito sensorial ▢ Circuito de saída ○ Sensoriamento ✳ Estimulação

FIGURA 12-1 Classificação do marca-passo.

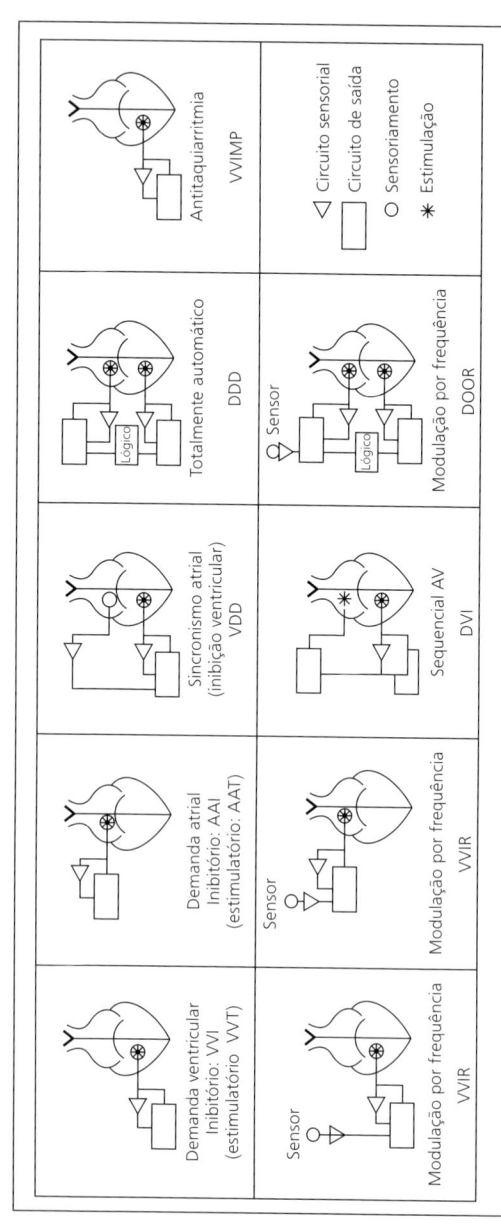

The NASPE/BPEG genetic pacemaker code for antibradyarrhythm and adaptive-rate pacieng and antitachyarrhythm devices. *PACE.* 1987;10:794-799.

13
Cardioversor-Desfibrilador Implantável

A   CARDIOVERSOR-DESFIBRILADOR IMPLANTÁVEL 126

A CARDIOVERSOR-DESFIBRILADOR IMPLANTÁVEL

O cardioversor-desfibrilador implantável (CDI) é um dispositivo para tratamento da taquiarritmia cardíaca.

Novos CDIs possuem a funcionalidade de manusear bradicardia, taquicardia, cardioversão de baixa energia, desfibrilação de alta energia e armazenamento de eletrograma. Esses dispositivos possuem a capacidade de multiprogramação e respondem de formas distintas a ritmos diferentes.

i. **Dispositivo de CDI consiste nos 4 elementos seguintes:**
- Eletrodos sensitivos.
- Eletrodos de desfibrilação.
- Gerador de pulsos.
- Estimulação de *backup* para bradicardia num evento de bradicardia pós-desfibrilação.

ii. **Indicações:**
- Prevenção secundária em indivíduos com parada cardíaca devida a fibrilação ventricular ou taquicardia ventricular que não seja secundária a causa reversível.
- Prevenção secundária de indivíduos com ≥ 2 episódios espontâneos de taquicardia ventricular sustentada na presença de doença estrutural cardíaca.
- Prevenção primária em indivíduos com infarto do miocárdio documentado (pelo menos 30 dias pós-infarto) e disfunção sistólica severa do ventrículo esquerdo (FE < 30%), 1 mês pós-IM ou 3 meses pós-CRVM.
- Prevenção primária em indivíduos com cardiomiopatia não isquêmica, insuficiência cardíaca classes II/III da NYHA, e fração de ejeção do ventrículo esquerdo ≤ 30%.

14
Protocolos de Suporte Avançado de Vida em Cardiologia (ACLS)

A   SÍNDROME CORONARIANA AGUDA.....................128
B   IAMCSST (INFARTO AGUDO DO MIOCÁRDIO COM
    ELEVAÇÃO DO SEGMENTO ST) 129
C   BRADICARDIA SINUSAL (SINTOMÁTICA) 130
D   ASSISTOLIA 131
E   BLOQUEIO DE TERCEIRO GRAU (SINTOMÁTICO) 132
F   BLOQUEIO CARDÍACO DE SEGUNDO GRAU
    MOBITZ TIPO II......................................132
G   FIBRILAÇÃO ATRIAL/*FLUTTER* ATRIAL...................133
H   TAQUICARDIA SUPRAVENTRICULAR COM COMPLEXO
    ESTREITO 134
I   TAQUICARDIA JUNCIONAL.............................134
J   TAQUICARDIA ATRIAL MULTIFOCAL OU ECTÓPICA 134
K   TAQUICARDIA PAROXÍSTICA SUPRAVENTRICULAR.......134
L   TAQUICARDIA VENTRICULAR (ESTÁVEL) 135
M   FIBRILAÇÃO VENTRICULAR/TAQUICARDIA VENTRICULAR
    SEM PULSO 136

A SÍNDROME CORONARIANA AGUDA

i. Manter via aérea, respiração e circulação.
ii. ECG de 12 derivações.
iii. Solução salina normal intravenosa (EV) para manter a linha venosa.
iv. Administrar nitroglicerina sublingual 0,3 a 0,4 mg, repetir em 5 minutos até um total de 3 doses, checando a pressão arterial (PA) entre as administrações; evite se PA < 100/60 mmHg.
v. Aspirina 325 mg em dose única.
vi. Metoprolol 5 mg EV em *bolus* lento se a frequência cardíaca (FC) > 60 e pressão artéria sistólica (PAS) > 110.
  - Pode repetir uma 2ª dose de 5 mg de metoprolol EV em *bolus* após 5 minutos se FC > 60 e PAS > 110.
  - Cautela: procure sempre se existe alguma evidência de asma, enfisema, doença pulmonar obstrutiva crônica (DPOC) ou outras condições de broncoconstrição. Também, se existem bloqueios cardíacos.
vii. Administre sulfato de morfina 2 a 4 mg EV em *bolus*, VO ou intranasal. Pode repetir uma nova dose se não for alcançado alívio (dose máxima: 10 mg); evite se FC < 60 ou PAS < 100.
viii. Se for alérgico a morfina, administre fentanil 25 a 50 mcg EV em *bolus* lento, IM ou intranasal.
ix. Continue monitorando infarto do miocárdio e arritmias cardíacas.

B IAMCS-ST (INFARTO AGUDO DO MIOCÁRDIO COM ELEVAÇÃO DO SEGMENTO ST)

i. Manter via aérea, respiração e circulação.
ii. ECG de 12 derivações.
iii. Solução salina normal intravenosa (EV) para manter a linha venosa.
iv. Administrar nitroglicerina sublingual 0,3 a 0,4 mg, repetir em 5 minutos até um total de 3 doses, checando a pressão arterial (PA) entre as administrações; evite se PA < 100/60 mmHg.
v. Aspirina 325 mg em dose única.
vi. Metoprolol 5 mg EV em *bolus* lento se a frequência cardíaca (FR) > 60 e pressão artéria sistólica (PAS) > 110.
- Pode repetir uma 2ª dose de 5 mg de metoprolol EV em *bolus* após 5 minutos se FC > 60 e PAS > 110.
- Cautela: procure sempre se existe alguma evidência de asma, enfisema, doença pulmonar obstrutiva crônica (DPOC) ou outras condições de broncoconstrição. Também, se existem bloqueios cardíacos.

vii. Administre sulfato de morfina 2 a 4 mg EV em *bolus*, VO ou intranasal. Pode repetir uma nova dose se não for alcançado alívio (dose máxima: 10 mg); evite se FC < 60 ou PAS < 100.
viii. Continue monitorando infarto do miocárdio e arritmias cardíacas.
ix. Heparina 50 unidades/kg (dose máxima: 4.000 unidades) EV em *bolus* lento, a maioria dos serviços possuem seus próprios protocolos de infusão de heparina.

C BRADICARDIA SINUSAL (SINTOMÁTICA)

 i. Manter via aérea, respiração e circulação.
 ii. ECG de 12 derivações.
 iii. Atropina 0,5 mg EV em *bolus* a cada 3 a 5 minutos (dose máxima: 3 mg); crianças: 0,02 mg/kg EV em *bolus*, repetindo a cada 5 minutos (dose máxima: 0,1 mg).
 iv. Se não responder, então considere marca-passo transcutâneo, solução salina normal EV para manter o acesso.
 v. Considere sedação para conforto, como Versed 2 mg.

D ASSISTOLIA

i. Manter via aérea, respiração e circulação.
ii. ECG de 12 derivações.
iii. Solução salina normal intravenosa (EV) para manter a linha venosa.
iv. Considerar o tratamento de causas secundárias.
v. Etiologias possíveis para assistolia.
- Acidose.
- Infarto agudo do miocárdio.
- Tamponamento cardíaco.
- *Overdose* de drogas.
- Hipercalemia.
- Hipovolemia.
- Hipoxemia.
- Embolia pulmonar.
- Pneumotórax hipertensivo.

vi. Epinefrina 1 mg EV em *bolus*, repetindo a cada 3 a 5 minutos.
vii. Atropina 1 mg EV, a cada 3 a 5 minutos (dose máxima: 0,04 mg/kg).
viii. Considerar *bolus* de líquido (SF) 500 mL se existir evidência de perda de líquido.
ix. Considerar bicarbonato 50 mEq EV em *bolus* ou 1 mEq/kg EV.

E BLOQUEIO DE TERCEIRO GRAU (SINTOMÁTICO)
  i. Manter via aérea, respiração e circulação.
  ii. ECG de 12 derivações.
  iii. Considere marca-passo transcutâneo.

F BLOQUEIO CARDÍACO DE SEGUNDO GRAU MOBITZ TIPO II
  i. Manter via aérea, respiração e circulação.
  ii. ECG de 12 derivações:
  - Atropina 0,5 a 1 mg.
  - Marca-passo transcutâneo.
  - Dopamina 5 a 20 µg/kg/min.
  - Epinefrina 2 a 10 µg/min.
  - Isoproterenol 2 a 10 µg/min.
  - Prepare para marca-passo transvenoso.

G FIBRILAÇÃO ATRIAL/*FLUTTER* ATRIAL

i. Gerenciamento com quadros com duração < 48 horas:
- Manter via aérea, respiração e circulação.
- ECG de 12 derivações.
- Solução salina venosa para manter o acesso.
- Controle de frequência:
  - Se a função ventricular for preservada → diltiazem (ou outro BCC) ou metoprolol (ou outro betabloqueador).
  - Se a função ventricular não for preservada → diltiazem (só este BCC) ou digoxina ou amiodarona.
- Conversão a ritmo sinusal:
  - Cardioversão elétrica.
  - Se a função ventricular for preservada: procainamida, amiodarona, flecainida ou propafenona.
  - Se a função ventricular não for preservada: amiodarona.

ii. Gerenciamento em quadros com duração > 48 horas:
- Manter via aérea, respiração e circulação.
- ECG de 12 derivações.
- Solução salina venosa para manter o acesso.
- Controle de frequência:
  - Se a função ventricular for preservada → diltiazem (ou outro BCC) ou metoprolol (ou outro betabloqueador).
  - Se a função ventricular não for preservada → diltiazem (só este BCC) ou digoxina ou amiodarona.
- Conversão a ritmo sinusal:
  - Inicie infusão de heparina EV.
  - Realize ecocardiograma transesofágico para excluir a presença de trombo atrial.
  - Então faça cardioversão dentro de 24 horas e mantenha anticoagulação por > 4 semanas.

H TAQUICARDIA SUPRAVENTRICULAR COM COMPLEXO ESTREITO

I TAQUICARDIA JUNCIONAL

i. Estimulação vagal ou adenosina.
ii. FE > 40%:
- Betabloqueador.
- Bloqueador dos canais de cálcio (BCC).
- Amiodarona.

iii. FE < 40%:
- Amiodarona.

J TAQUICARDIA ATRIAL MULTIFOCAL OU ECTÓPICA

i. Estimulação vagal ou adenosina.
ii. FE > 40%:
- Betabloqueador.
- Bloqueador dos canais de cálcio.
- Amiodarona.

iii. FE < 40%:
- Amiodarona.

iv. Diltiazem.

K TAQUICARDIA PAROXÍSTICA SUPRAVENTRICULAR

i. Estimulação vagal ou adenosina.
ii. FE > 40%:
- Betabloqueador.
- Bloqueador dos canais de cálcio.
- Digoxina.
- Cardioversão.
- Procainamida.
- Amiodarona.
- Sotalol.

iii. FE < 40%:
- Cardioversão.
- Digoxina.
- Amiodarona.
- Diltiazem.

L TAQUICARDIA VENTRICULAR (ESTÁVEL)
i. **Monomórfica:**
- FE > 40%:
  - Procainamida.
  - Sotalol.
  - Amiodarona.
  - Lidocaína.
- FE < 40%:
  - Amiodarona.
  - Lidocaína.
  - Cardioversão sincronizada.

ii. **Polimórfica:**
- Intervalo QT com linha de base normal:
  - Betabloqueador.
  - FE > 40%.
  - Lidocaína.
  - Amiodarona.
  - Procainamida.
  - Sotalol.
- Intervalo QT com linha de base normal:
  - Amiodarona.
  - FE < 40%.
  - Lidocaína.
  - Cardioversão sincronizada.

- Prolongamento do intervalo QT basal:
  - Magnésio.
  - Estimulação por *overdrive*.
  - Isoproterenol.
  - Fenitoína.
  - Lidocaína.

M FIBRILAÇÃO VENTRICULAR/TAQUICARDIA VENTRICULAR SEM PULSO

i. Manter via aérea, respiração e circulação.
ii. Desfibrilação (no máximo 3 vezes) (200 J, 200-300 J, e 360 J).
iii. Epinefrina 1 mg EV em *bolus* (repetir a cada 3-5 minutos).
iv. Vasopressina 40 unidades EV em dose única (uma vez somente).
v. Desfibrilação × 1 (360 J).
vi. Amiodarona, lidocaína ou procainamida.
vii. Magnésio (se hipomagnesemia conhecida).

15
Resumo

**TABELA 15-1 ECG: VALORES NORMAIS DE INTERVALOS E
SEGMENTOS** 138

TABELA 15-1 ECG: Valores normais de intervalos e segmentos	
Intervalos e derivações	
1 quadrado pequeno = 0,04 s ou 1 mm	Parede anterosseptal → V_1 e V_2
1 quadrado grande = 0,2 s ou 5 mm	Parede anterior → V_3 e V_4
Onda P → < 0,11 s	Parede anterolateral → V_5 e V_6
Intervalo PR → 0,12-0,2 s	Lateral alta → I e aVL
Complexo QRS → < 0,07-0,10 s	Parede inferior → II, III e aVF
Intervalo QTc → 0,33-0,47 s	Derivações laterais → I, aVL, V_5 e V_6
QTc (intervalo QT corrigido) = intervalo QT/raiz quadrada do intervalo R-R (milissegundos)	
A. FREQUÊNCIA	
Conte o número de quadrados maiores entre RR e divida 300 pelo número de quadrados	
Conte o número de quadrados maiores entre R-R em 10 segundos e multiplique por 6	
Linhas grossas: 300-150-100-75-60	
B. RITMO	

Onda P seguida pelo QRS → SINUSAL	Regular	< 60 bpm	Bradicardia sinusal
		60-100 bpm	Ritmo sinusal normal
		> 100 bpm	Taquicardia sinusal
	Irregular	Arritmia sinusal	

TABELA 15-1 ECG: Valores normais de intervalos e segmentos *(Cont.)*			
Sem ondas P	Irregularmente irregular	Fibrilação atrial	
	Regular	Devagar/normal	Ritmo juncional/ idioventricular
		Rápida	TSV/*Flutter* atrial
		Complexo alargado	Taquicardia ventricular monomórfica *vs.* TSV com condução aberrante
			Polimórfica *Torsade de pointes*
Intervalo PR 0,12-0,2 s	Bloqueio AV de primeiro grau	Prolongamento fixo do intervalo PR > 0,2 (200 ms)	
	Bloqueio AV de segundo grau	Prolongamento gradual do intervalo PR com bloqueio súbito de P	Mobitz tipo I Wenckebach
		PR constante (não prolongado) com bloqueio súbito de P	Mobitz tipo II
	Bloqueio AV de terceiro grau	QRS não segue P Intervalo P-P constante Intervalo R-R constante	

Continua

TABELA 15-1 ECG: Valores normais de intervalos e segmentos *(Cont.)*				
C. EIXO			
Derivação I	Derivação aVF	Derivação II*	Eixo
(+)	(+)	(+)	Normal
(+)	(−)	(−)	Esquerda
(−)	(+)	(+)	Direita
(−)	(−)	(−)	Direito ou indeterminado se aVR+
*Use derivação II se aVF for isoelétrica (+) → Deflexão positiva de QRS > deflexão negativa (−) → Deflexão negativa de QRS > deflexão positiva			
D. DURAÇÃO QRS			
< 0,10 s	Normal		
0,10-0,12 s	BR incompleto ou BFAE/BFPE		
	BFAE (bloqueio fascicular anterior esquerdo) = desvio de eixo para esquerda + Q_1S_3		
	BFPE (bloqueio fascicular posterior esquerdo) = desvio de eixo para direita + Q_3S_1		
> 0,12 s	BRD completo (rSR em V_1)		
	BRE, atraso de condução intraventricular não especificada (qR ou q)		
	Bloqueio bifascicular = − BRD + BFAE		
E. HIPERTROFIAS			
Aumento atrial direito (AAD)	Onda P em II > 2,5 mm (também conhecida como "P" pulmonar)		
Aumento atrial esquerdo (AAE)	Deflexão negativa de P em V_1 > 1 bloco de amplitude e > 1 de profundidade (também conhecida como "P" mitral)		

TABELA 15-1 ECG: Valores normais de intervalos e segmentos *(Cont.)*	
HVE	1. Onda R em aVL > 12 mm 2. (Onda S em V_1 ou V_2) + (onda R em V_5 ou V_6) ≥ 35 mm
HVD	1. R > S em V_1 2. Redução de R de V_1 a V_6

AAD = aumento atrial direito	AAE = aumento atrial esquerdo
HVE = hipertrofia ventricular esquerda	HVD = hipertrofia ventricular direita

F. ETIOLOGIAS DE PROLONGAMENTO DE QTc

QTc (intervalo QT corrigido) = intervalo QR/raiz quadrada do intervalo RR (milissegundos)

Medicações	Miscelânea medicamentosa
Antibióticos	Fenilamina
Azitromicina, eritromicina, claritromicina	Cisaprida
Telitromicina	Domperidona
Levofloxacina, moxifloxacina, gatifloxacina	Droperidol
Sparfloxacina	Probucol
Pentamidina	Cocaína
Espiramicina, cloroquina, halofantrina, mefloquina	Terodilina
Anti-histamínicos	Papaverina
Astemizole	Hidrato de cloral
Terfenadina	Arsênico

Continua

TABELA 15-1 ECG: Valores normais de intervalos e segmentos *(Cont.)*	
Medicações	**Miscelânea medicamentosa**
Antiarrítmicos	Cloreto de césio
Amiodarona	Levometadil
Disopiramida	**Etiologia metabólica**
Dofetilide, sematilide, ibutilide, bepridil, mibefradil	Hipocalemia
Procainamida/N-acetilprocainamida	Hipomagnesemia
Quinidina	Hipocalcemia
Sotalol	Hipotireoidismo
Psicotrópicos	Inanição
Butorfanol	**Miscelânea**
Haloperidol	Idiopático
Metadona (doses altas)	Prolapso de válvula mitral
Fenotiazida	Isquemia/infarto miocárdico
Risperidona	HIV
SSRI	Hipotermia
TCA	Doença do tecido conectivo
Tioridazina	Síndromes de Jervell-Lange-Nielsen e Romano-Ward

TABELA 15-1 ECG: Valores normais de intervalos e segmentos *(Cont.)*
G. MISCELÂNEA
Padrão de DPOC: relação de R/S nas derivações precordiais < 1
Doença pulmonar crônica: progressão lenta de R, P *pulmonale*, TAM (taquicardia atrial multifocal)
Achatamento da onda T: isquemia, hipocalemia ou inespecífico
Onda U: hipocalemia, isquemia
Encurtamento de QT: hipercalcemia
Alargamento QT: hipocalcemia, outras anormalidades metabólicas
Embolia pulmonar: taquicardia, T ↓ em V_1-V_4, raramente S em I, Q em III, inversão de T em III
WPW: encurtamento de PR, QRS alargado e onda delta

Índice Remissivo

Os números em *itálico* são referentes a *Figuras* ou *Tabelas*.

A

AAD (Aumento Atrial Direito), *27*
AAE (Aumento Atrial Esquerdo), *140, 141*
Ação
 potencial de, 3, *4*
  cardíaco, 3, *4*
   e traçado ECG, 3
  geração do, *3*
  condução no miocárdio, *3*
ACC (*American College of Cardiology*)
 classificação, 100, 120
  marca-passo definitivo, 120
  TE, *100*
Acidose
 assistolia e, 131
ACLS (Suporte Avançado de Vida em Cardiologia)
 protocolos de, 127-136
  assistolia, 131
  bloqueio, 132
   cardíaco de segundo grau, 132
    mobitz tipo II, 132
   de terceiro grau, 132
   sintomático, 132
  bradicardia sinusal, 130
   sintomática, 130
  FA, 133
  flutter atrial, 133
  FV, 136
  IAMCSST, 129
  síndrome coronariana aguda, 128
  TAM, 134
  taquicardia, 134
   atrial ectópica, 134
   juncional, 134
   supraventricular, 134
    com complexo estreito, 134
  TPSV, 134
  TV, 135, 136
   estável, 135
   sem pulso, 136

Adenosina
  contraindicações, 108
  efeitos colaterais, 108
  indicações, 108
  na TAM, 134
  na taquicardia, 134
    atrial ectópica, 134
    juncional, 134
  na TPSV, 134
Agente(s)
  farmacológicos, 110
    e imageamento nuclear, 110
Aggrenox, 106
AHA (*American Heart Association*)
  classificação, 100, 120
    TE, 100
    marca-passo definitivo, 120
Aminofilina, 108
Amiodarona, 134, *142*
  na FA, 133
  na FV, 136
  na TAM, 134
  na taquicardia, 134
    atrial ectópica, 134
    juncional, 134
  na TPSV, 134, 135
  na TV, 135, 136
    estável, 135
      monomórfica, 135
      polimórfica, 135
    sem pulso, 136
  no *flutter* atrial, 133
Angina
  e cateterismo cardíaco, 113
  e teste de estresse, 105, 107
    farmacológico, 107
  instável, *103*
    TE e, *103*
  pectoris, 98, 99
    atípica, *98*, 99
    clássica, *98*, 99
    vasoespástica, 101
Angiografia
  cardíaca, 99
Antiarrítmico(s), *142*
Antibiótico(s), *141*
Anti-histamínico(s), *141, 142*
Arbutamina, 108
Arritmia(s), 51-84
  miscelânea, 84
    SNSD, 84
  ritmo, 73
    de marca-passo, 83
      de dupla câmara, 83
      ventricular de demanda, 83
    ventricular, 73
      batimento de escape
        ventricular, 77
      bigeminismo ventricular, 75
      CVP, 74, *75*
      flutter ventricular, 80
      FV, 81, *82*
      idioventricular, 73
      Torsades de pointes, 82
      trigeminismo ventricular, 76
      TV, 78, *79*
  supraventricular, 52
    batimento, 57, 58
      de escape, 58, 59
        atrial, 58
        juncional, 59
      juncional prematuro, 57

bigeminismo, 55
  atrial, 55
bradicardia, 53
  sinusal, 53
CAP, 56
complexo juncional, 57
  prematuro, 57
FA, 68, *69*
flutter atrial, 70, *71*
marca-passo, 72
  atrial migratório, 72
ritmo, 66, 67
  juncional, 66, 67
    acelerado, 67
  sinusal, 54
TAM, 65, *66*
TAP, *62, 63*
taquicardia, 52, *64*
  juncional paroxística, *64*
  sinusal, 52
TPSV, *62, 63*
TSV, 60, *61*
Arsênico, *141*
Asma
  na síndrome coronariana, 128
    aguda, 128
  no IAMCSST, 129
  no teste de estresse, 106-108
    farmacológico, 106-108
Aspirina
  na síndrome coronariana, 128
    aguda, 128
  no IAMCSST, 129
Assistolia
  ACLS na, 131
    protocolos de, 131
  etiologias, 131

Astemizole, *141*
Átrio
  despolarização do, *9*
Atropina
  na assistolia, 131
  na bradicardia, 130
    sinusal, 130
      assintomática, 130
  no bloqueio cardíaco, 132
    de segundo grau, 132
      Mobitz tipo II, 132
AV (Atrioventricular)
  bloqueios, 14
  nodo, 2
    despolarização nos, 3
      de células automáticas, 3
    influxo ao, 3
      de cálcio, 3
Azitromicina, *141*

B

Batimento
  de escape, 58, 59, 77
    atrial, 58
    juncional, 59
    ventricular, 77
  juncional, 57
    prematuro, 57
BCC (Bloqueador dos Canais de
  Cálcio), 134
Bepridil, *142*
Betabloqueador, 134
BFAE (Bloqueio Fascicular
  Anterior Esquerdo), 44
  BRD e, *47*

BFPE (Bloqueio Fascicular
  Posterior Esquerdo), 46
Bicarbonato
  na assistolia, 131
Bigeminismo
  atrial, 55
  ventricular, 75
Bloqueio(s)
  AV, 14, 40, 43
    de primeiro grau, 40
    de terceiro grau, 43
  bifascicular, 47
  cardíaco, 43, 132
    completo, 43
    de segundo grau, 132
      Mobitz tipo II, 132
  de condução, 35-50
  de ramo, 36
  de segundo grau, 41, 42
    Mobitz, 41
      tipo I, 41
      tipo II, 42
    tipo I, *41*
    tipo II, *42*
  de terceiro grau, 132
    sintomático, 132
  fasciculares, 44, *45*
    anterior, 44, *45*
    posterior, 46
  pausa sinusal, 48
  síndrome de
    Wolff-Parkinson-White, 49
  Wenckebach, 41
Bomba
  de Na/K, 3
    restauração pela, 3
    do gradiente iônico, 3
  nas células de Purkinje, 3
  nos miócitos, 3
Bradicardia
  sinusal, 12, 53, 130
  sintomática, 130
BRD (Bloqueio de Ramo
  Direito), *37*
  completo, 36
  e BFAE, *47*
  incompleto, 36
BRE (Bloqueio de Ramo
  Esquerdo), *39*
  completo, 38
  incompleto, 38
Broncospasmo
  no teste de estresse, 106, 108
    farmacológico, 106, 108
      adenosina, 108
      dobutamina, 106
Bruce
  protocolo de, 104
Butorfanol, *142*

C

Cálcio
  influxo de, 3
    aos nodos, 3
      AV, 3
      sinusal, 3
    sustentado, 3
Câmara
  sentida, 123
    códigos de estimulação, 123
CAP (Contração Atrial
  Prematura), 56

Cardiolite, 110
Cardioversão
  na TPSV, 134, 135
  sincronizada, 135
    na TV, 135
      estável, 135
Cateterismo
  cardíaco, 113
    complicações, 114, 115
    indicações, 114
    técnica, 113
CDI (Cardioversor-Desfibrilador Implantável), 125, 126
Célula(s)
  automáticas, 3
    despolarização de, 3
      no AV, 3
      no nodo sinusal, 3
    de Purkinje, 3
      restauração nas, 3
        do gradiente iônico, 3
          pela bomba Na/K, 3
Césio
  cloreto de, *142*
Cisaprida, *141*
Claritromicina, *141*
Cloreto
  de césio, *142*
Cloroquina, *141*
Cocaína, *141*
Código(s)
  de estimulação, 123
    câmara, 123
      estimulada, 123
      sentida, 123
    função antitaquicardia, 123

Complexo
  estreito, 134
    TSV com, 134
  juncional, 57
    prematuro, 57
  QRS, 17
    despolarização do, 17
      direção do vetor de, 17
Condução
  cardíaca, 2
    via normal de, 2
  no miocárdio, *3*
    potencial de ação e, *3*
      geração do, *3*
  sistema cardíaco de, 2, *7*
    anatomia do, 2
CRVM (Cirurgia de Revascularização Miocárdica), 109
CVP (Concentração Ventricular Prematura), 74, *75*
CVP (Contração Ventricular Prematura), *103*

D

DAC (Doença Arterial Coronariana)
  assintomáticos, *98*, *99*
  conhecida, 101
    pacientes assintomáticos sem, 101
    pacientes com, 101
      estratificação de risco em, 101
  detecção de, 101
    TE na, 101
      indicações para, 101

e testes cardíacos, 99
  modalidades de, 99
  probabilidade pré-teste para, 98
    feminino, *99*
    masculino, *98*
Derivação(ões)
  localizações, *32*
Despolarização
  de células automáticas, 3
  nos nodos, 3
    AV, 3
    sinusal, 3
  do átrio, *9*
  do complexo QRS, 17
    vetor de, 17
      direção do, 17
  do ventrículo, *9*
Digitálico(s)
  efeitos dos, 89
Digoxina
  na FA, 133
  na TPSV, 134
  no *flutter* atrial, 133
Diltiazem
  na FA, 133
  na TAM, 134
  na taquicardia atrial, 134
    ectópica, 134
  na TPSV, 135
  no *flutter* atrial, 133
Dipiridamol
  antídoto, 108
  contraindicações, 107
  efeitos colaterais, 108
Disopiramida, *142*

Dobutamina, 106
  broncospasmo e, 106
  contraindicações, 107
  efeitos adversos, 107
  suspensão da infusão, 107
Doença
  do tecido conectivo, *142*
  pulmonar, *143*
    crônica, *143*
Dofetilide, *142*
Domperidona, *141*
Dopamina
  no bloqueio cardíaco, 132
    de segundo grau, 132
      Mobitz tipo II, 132
Dor
  torácica, *98, 99*
    não anginosa, *98, 99*
DPOC (Doença Pulmonar
  Obstrutiva Crônica)
  na síndrome coronariana, 128
    aguda, 128
  no IAMCSST, 129
  nos testes, 106
    cardíacos, 106
    de estresse, 106
    farmacológicos, 106
  padrão de, *143*
  TAM e, 65
Droga(s)
  efeitos de, 85-89
    eletrólitos e, 85-89
      digitálicos, 89
      hipercalemia, 87
      hipocalcemia, 88
      hipocalemia, 86

overdose de, 131
  assistolia e, 131
Droperidol, *141*

E

Embolismo
  pulmonar, 93
ECG (Eletrocardiograma)
  com eixo normal, *20*
  de base, 102
    alterações no, 102
      interpretação do teste de estresse, 102
  eletrodos, 4
    colocação dos, 4
    precordiais, 4
  intervalos, 9
  ondas, 9
  traçado, 3, 7
    eixo, 7
      horizontal, 7
      vertical, 7
    potencial de ação e, 3
    cardíaco, 3
  valores normais, 138
    de intervalos, 138
    de segmentos, 138
Ecocardiografia, 111
  bidimensional, 112
  de estresse, 105
    desvantagens, 106
    fatores restritivos, 106
    indicações, 106
  de fluxo, 112
    em cores, 112
  modo-"M", 111

Ecocardiograma, 99, 111
  basal, 105
  transesofágico, 111, 112
    indicações, 112
  transtorácico, 111
EEF (Estudo Eletrofisiológico), 115
  abreviações em, 117
  complicações, 117
  eletrogramas intracardíacos, 116
    normais, 116
  técnica, 115
Efluxo
  de potássio, 3
Efusão
  pericárdica, 95
Eixo, 15-23, *140*
  desvio de, *19*, 21, 22
    indeterminado, *19*
    para direita, 22
      extremo, *22*
    para esquerda, 21
  e vetores, 16
  no traçado ECG, 7
    horizontal, 7
    vertical, 7
  normal, 20
    ECG com, *20*
Eletrodo(s)
  colocação dos, 4
  ECG, 4
  precordiais, 4
    V_1, 4
    V_2, 4
    V_3, 4
    V_4, 4

V_5, 4
V_6, 4
Eletrograma(s)
 intracardíacos, 116
 normais, 116
Eletrólito(s)
 e efeitos de drogas, 85-89
  digitálicos, 89
  hipercalemia, 87
  hipocalcemia, 88
  hipocalemia, 86
Embolia
 pulmonar, *93*, 131
  assistolia e, 131
Embolismo
 pulmonar, 93
Epinefrina
 na assistolia, 131
 na FV, 136
 na TV, 136
  sem pulso, 136
 no bloqueio cardíaco, 132
  de segundo grau, 132
   Mobitz tipo II, 132
Eritromicina, *141*
Espiramicina, *141*
Esteira
 rolante, *100*
  TE em, *100*
Estimulação
 códigos de, 123
  câmara, 123
   estimulada, 123
   sentida, 123
   função antitaquicardia, 123

por *overdrive*
 na TV estável, 136
vagal, 134
 na TAM, 134
 na taquicardia, 134
  atrial ectópica, 134
  juncional, 134
 na TPSV, 134
Estresse
 cardíaco, 98
  teste de, 98, *102, 103*, 104
   farmacológico, 106
   físico, *102, 103*
   positivo, 105
   protocolos de, 104
  ecocardiografia de, 105

F

FA (Fibrilação Atrial), 68, *69*, 89
 ACLS na, 133
  protocolos, 133
 controle de frequência, 133
 conversão, 133
  a ritmo sinusal, 133
Feixe
 de HIS, 2
Fenilamina, *141*
Fenitoína
 na TV estável, 136
Fenotiazida, *142*
Fentanil
 na síndrome coronariana, 128
  aguda, 128
Flecainida
 na FA, 133
 no *flutter* atrial, 133

Flutter
  atrial, 70, *71*, 133
    ACLS na, 133
      protocolos, 133
      controle de frequência, 133
      conversão, 133
      a ritmo sinusal, 133
  ventricular, 80
Frequência, 11, 12, *138*
  cálculo da, 12
Função
  antitaquicardia, 123
    códigos de estimulação, 123
    de programação, 123
FV (Fibrilação Ventricular), 81, *82*
  desfibrilação, 136

G

Gatifloxacina, *141*
Geração
  do potencial de ação, *3*
    condução no miocárdio, *3*
Gradiente
  iônico, 3
    restauração do, 3
      pela bomba de Na/K, 3
        nas células de Purkinje, 3
        nos miócitos, 3

H

Halofantrina, *141*
Haloperidol, *142*
Heparina
  na FA, 133
  no *flutter* atrial, 133
  no IAMCSST, 129

Hidrato
  de cloral, *141*
Hipercalemia, 87
  assistolia e, 131
Hipertrofia, 25-30, *140, 141*
  atrial, 26
    direita, 26
    esquerda, 28
  ventricular, 29, 30
    direita, 29
    esquerda, 30
Hipocalcemia, 88, *142*
Hipocalemia, 86, *142*
Hipomagnesemia, *142*
Hipotermia, 92, *142*
Hipotireoidismo, *142*
Hipovolemia
  assistolia e, 131
Hipoxemia
  assistolia e, 131
HIS
  feixe de, 2
HIV, *142*
Holter
  monitoração por, 115
HVD (Hipertrofia Ventricular
  Direita), *19*, 29
HVE (Hipertrofia Ventricular
  Esquerda), *19*, 30

I

IAM (Infarto Agudo do Miocárdio)
  assistolia e, 131
  de parede, *19*
    inferior, *19*
    lateral, *19*

IAMCSST (Infarto Agudo do Miocárdio com Elevação do Segmento ST), 129
  asma no, 129
  aspirina no, 129
Ibutilide, *142*
Idiopático, *142*
Imageamento
  nuclear, 99, 109
    agentes farmacológicos, 110
      sestamibe, 110
      tetrofosmin, 110
    cardíaco, 99
    desvantagens, 110
    indicações, 109
    radioisótopos, 110
Implante
  de marca-passo, 120
    definitivo, 120
      indicações para, 120
Inanição, *142*
Infarto, 31-34
  antigo, *32*
  de parede, *34*
    inferoposterior, *34*
  do miocárdio, 101
    TE após, 101
      indicações, 101
  miocárdico, *142*
  recente, *34*
Influxo
  de cálcio, 3
    aos nodos, 3
      AV, 3
      sinusal, 3
      sustentado, 3
  de sódio, 3
    aos miócitos, 3
Intervalo(s)
  ECG, *9*
  P-R, *9*
  QRS, *9*
  QT, *9*
  QTc, *9*
  RR, *9*
  valores normais de, *138-143*
Isoproterenol
  na TV, 135, 136
    estável, 135, 136
  no bloqueio cardíaco, 132
    de segundo grau, 132
      Mobitz tipo II, 132
Isquemia, 31-34, *142*

J

Jervell-Lange-Nielsen
  síndrome, *142*

L

Lesão, 31-34
  aguda, *32*
Levofloxacina, *141*
Levometadil, *142*
Lidocaína
  na FV, 136
  na TV, 136
    estável, 136
    sem pulso, 136

M

Magnésio
  na FV, 136

na TV, 136
  estável, 136
  sem pulso, 136
Marca-Passo
 atrial, 72
  migratório, 72
 cardíaco, 119-124
  códigos de estimulação, 123
  definitivo, 120
   classificação ACC/AHA, 120
   implante de, 120
   indicações para, 120
  tipos, 122
   bicameral, 122
   biventricular, 122
   responsivo à frequência, 122
   unicameral, 122
  classificação do, *124*
  ritmos de, 83
   de dupla câmara, 83
   ventricular, 83
   de demanda, 83
  transcutâneo, 132
   para bloqueio, 132
    de terceiro grau, 132
  transvenoso, 132
   para bloqueio cardíaco, 132
    de segundo grau, 132
Mefloquina, *141*
Membrana
 de repouso, 3
  potencial de, 3
   restauração do, 3
MET (Taxa de Equivalente Metabólico)
 alcançado, 104
  nível de, 104
 capacidade funcional em, 104

Metadona
 alta dose, *142*
Metropolol
 na FA, 133
 na síndrome coronariana, 128
  aguda, 128
 no *flutter* atrial, 133
 no IAMCST, 129
Mibefradil, *142*
Miócito(s)
 influxo aos, 3
  de sódio, 3
 restauração nos, 3
  do gradiente iônico, 3
   pela bomba Na/K, 3
Mobitz
 bloqueio, 41
  tipo I, 41
  tipo II, 42
Monitoração
 por Holter, 115
Morfina
 alergia à, 128
 sulfato de, 128, 129
  na síndrome coronariana, 128
   aguda, 128
  no IAMCSST, 129
Moxifloxacina, *141*

N

N-acetilprocainamida, *142*
Nitroglicerina
 na síndrome coronariana, 128
  aguda, 128
 no IAMCSST, 129

Nodo(s)
  AV, 2
  SA, 2, 12
  sinusal, 3

O

Onda(s)
  de Osborne, 92
  ECG, *9*
  J, 92
  P, *9*
  QRS, *9*
  T, *9, 143*
    achatamento da, *143*
    U, *143*
Osborne
  onda de, 92
Overdose
  de drogas, 131
    assistolia e, 131

P

Papaverina, *141*
Pausa
  sinusal, 48
Pentamidina, *141*
Pericardite, 94
Persantin, 106
Platô, 3
Pneumotórax
  hipertensivo, 131
    assistolia e, 131
Potássio
  efluxo de, 3
Potencial
  de ação, 3, *4*

  cardíaco, 3, *4*
  e traçado ECG, 3
  geração do, *3*
  condução no miocárdio, *3*
Probucol, *141*
Procainamida, 134, *142*
  na FA, 133
  na FV, 136
  na TPSV, 134
  na TV, 135, 136
    estável, 135
    sem pulso, 136
  no *flutter* atrial, 133
Programação
  função de, 123
    códigos de estimulação, 123
Prolapso
  de válvula mitral, *142*
Propafenona
  na FA, 133
  no *flutter* atrial, 133
Protocolo
  de Bruce, 104
Psicotrópico(s), *142*
PTCA (Angioplastia por Balão), 109
Purkinje
  células de, 3
    restauração nas, 3
      do gradiente iônico, 3
        pela bomba Na/K, 3
  sistema, 2

Q

QRS
  duração, *140*

QTc (Intervalo QT Corrigido)
  prolongamento de, *141*
    etiologias de, *141*
Quinidina, *142*

R

Radioisótopo(s), 110
Ramo(s)
  direito, 2
  esquerdo, 2
Repolarização
  do ventrículo, *9*
  inicial, 3
Restauração
  do gradiente iônico, 3
    pela bomba de Na/K, 3
      nas células de Purkinje, 3
      nos miócitos, 3
  do potencial, 3
    de membrana de repouso, 3
Risperidona, *142*
Ritmo, 13, 14, *138, 139*
  de marca-passo, 83
    de dupla câmara, 83
    ventricular, 83
      de demanda, 83
  diretrizes do, 14
  juncional, 66, 67
    acelerado, 67
  por regularidade, 14
  sinusal, 14
    normal, *14*
      trajeto do, *14*
  ventricular, 73
    idioventricular, 73

RIVA (Ritmo Idioventricular
  Acelerado), 73
Romano-Ward
  síndrome, *142*

S

SA (Sinoatrial)
  nodo, 2, 12
Segmento(s)
  valores normais de, *138-143*
Sematilide, *142*
Sestamibe
  Tálio, 110
  Tecnécio, 110
Síndrome(s)
  coronariana, 128
    aguda, 128
      asma na, 128
      aspirina na, 128
  de Jervell-Lange-Nielsen, *142*
  de WPW, 49, *50*
  Romano-Ward, *142*
Sistema
  cardíaco, 2, *7*
    de condução, 2, *7*
      anatomia do, 2
  Purkinje, 2
SNSD (Síndrome do Nodo Sinusal
  Doente), 84
Sódio
  influxo de, 3
    aos miócitos, 3
Sotalol, *142*
  na TPSV, 134
  na TV, 134
Sparfloxacina, *141*
SSRI, *142*

Sulfato
  de morfina, 128, 129
    na síndrome coronariana, 128
      aguda, 128
    no IAMCSST, 129

T

Tálio, 110
TAM (Taquicardia Atrial Multifocal), 65, *66*, 134
Tamponamento
  cardíaco, 131
    assistolia e, 131
TAP (Taquicardia Atrial Paroxística), *62, 63*, 89
Taquicardia
  atrial, 134
    ectópica, 134
  juncional, *64*, 134
    ACLS na, 133
      protocolos, 133
    paroxística, *64*
  sinusal, 12, 52
TCA, *142*
TE (Teste Ergométrico), 99, 100
  classificação, 100
    ACC/AHA, 100
  de estresse, 102
    interpretação do, 102
      alterações no ECG de base e, 102
  desvantagens, 102
  em esteira rolante, *100*
  indicações para, 101
    em pacientes assintomáticos, 101
      sem DAC conhecida, 101
    na detecção de DAC, 101
    para estratificação de risco, 101
      em pacientes com DAC, 101
    pós-infarto, 101
      do miocárdio, 101
Tecido
  conectivo, *142*
    doença do, *142*
Tecnécio-99m
  sestamibe, 110
Telitromicina, *141*
Terfenadina, *141*
Terodilina, *141*
Teste(s)
  cardíacos, 97-117
    cateterismo cardíaco, 113
    de estresse, 98, *102, 103*, 104, 106
      ecocardiografia, 105
      farmacológico, 106
      físico, *102, 103*
      positivo, 105
      protocolos de, 104
    ecocardiografia, 111
    EEF, 115
    imageamento nuclear, 109
    modalidades de, 99
    monitoração por Holter, 115
    TE, 100
  de esforço, *103*
    contraindicações ao, *103*
      absolutas, *103*
      relativas, *103*
Tetrofosmin, 110
Tioridazina, *142*

Torsades de pointes, 82
Toxicidade
　digitálica, *89*
TPSV (Taquicardia Paroxística Supraventricular), *62*, *63*
　cardioversão na, 134
Traçado
　ECG, 3, 7
　　eixo, 7
　　　horizontal, 7
　　　vertical, 7
　　potencial de ação e, 3
　　　cardíaco, 3
Trigeminismo
　ventricular, 76
TSV (Taquicardia Supraventricular), 60, *61*
　com complexo estreito, 134
TV (Taquicardia Ventricular), 78, *79*
　estável, 135
　　cardioversão sincronizada na, 134
　　monomórfica, 135
　　polimórfica, 135
　sem pulso, 136
　desfibrilação, 136

V

Válvula
　mitral, *142*
　　prolapso de, *142*
Vasopressina
　na FV, 136
　na TV, 136
　　sem pulso, 136
Ventrículo
　despolarização do, *9*
　repolarização do, *9*
Versed
　na bradicardia, 130
　　sinusal, 130
　　　sintomática, 130

W

Wenckebach
　bloqueio, 41
WPW (Wolff-Parkinson-White), *143*
　síndrome de, 49, *50*